健康体检 200 问

周雅芳　编著

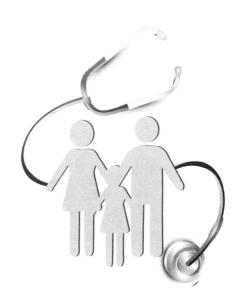

上海科学普及出版社

图书在版编目 (CIP) 数据

健康体检 200 问 / 周雅芳编著. -- 上海：上海科学普及出版社, 2017.7 (2018.11 重印)

ISBN 978 - 7 - 5427 - 6899 - 5

Ⅰ. ①健… Ⅱ. ①周… Ⅲ. ①体格检查 — 问题解答 Ⅳ. ① R194.3-44

中国版本图书馆 CIP 数据核字(2017)第 113039 号

责任编辑 吕岷 王静

健康体检 200 问

周雅芳 编著

上海科学普及出版社出版发行

（上海中山北路 832 号 邮政编码 200070）

http://www.pspsh.com

各地新华书店经销 上海盛通时代印刷有限公司印刷

开本 787×1092 1/16 印张 14 字数 185 000

2017 年 7 月第 1 版 2018 年 11 月第 2 次印刷

ISBN 978 - 7 - 5427 - 6899 - 5 定价：28.00 元

编著者寄语
MESSAGES FROM WRITER

　　我是一名长期从事预防医学，健康保健工作的医务工作者，也是一个有信仰的女性，"敬畏天理""关爱众生"是我的追求和信念。今天，世界已进入一个互联网＋的年代，这个年代将不再是一个经济挂帅的年代，不再是一个只讲开发、只讲效率、只讲事业成功、只讲财富增长而漠视人类自身健康及其生存环境保护的年代，而应该是一个人性回归，以人为本的年代。今天，海内外每一位有识之士都应把改善人类的生存环境、提高人类的健康水平和灵魂品质的完善放在最重要的地位。关心人的健康权、生存权应该是今天每个人追求的目标，我也愿为此奋斗，这就是我编著本书的初衷。

　　我进入医疗保健行业30年，创办过多家医疗保健中心，先后从事过政府有关部门各级领导、中外企业家、成功人士的健康保健工作。我创办的上海国宾医疗中心，建院17年来，已先后接待了100余万人次各界人士的体检，积累了丰富的健康体检经验。我觉得今后我所在的爱康国宾健康管理集团，应该在"以质取信，精准体检，把人'管'起来的体检"工作中，作出更大的成绩，为民造福。我也应该为我的同胞、我的兄弟姐妹们编著一本有关健康体检的书，普及一下有关身体保健的常识，愿我的兄弟姐妹们，无身体痛苦，无精神痛苦，有小病早发现、早治疗、早康复，延年益寿，享受生活，真正做到：快乐工作，健康生活。

序言
PREFACE

　　白岩松有一段十分精彩的演讲视频近日在网上爆红。视屏中，宏大的会场内听众数以千计，大多是医务工作者。演讲的题目是"医术与医德"。演讲并不长，但时有深刻的见解、闪光的警句，精彩而到位，触发共鸣，引人深省。

　　特别是其中的一段话，引起了笔者的注意，也是笔者想和大家分享的。他说（大意如此）："只要是人，都会面临四个大字——'生老病死'。这是天意所在，不可违也。但在人间现实中，这四个字的每一个字都免不了要跟医生打交道。所以我常常会这样想：医生是介于普通人和佛之间（在西方是普通人和上帝之间）的一个职业。这句话可以从两个层面去讲。首先，医生或者护士都是普通人，都会'生老病死'，都有柴米油盐的问题，都有喜怒哀乐，甚至工作上的种种压力和精神上的某种折磨。但是另一方面，当他的存在和别人的'生老病死'有关系，并成为别人的依靠和救助者的时候，那就天然地具有了佛和上帝的某些属性……"

　　这样独到而醒人的观点，是笔者以前从来没听到过的。从视频上可以看到，演讲现场鸦雀无声，所有的人都屏息聆听，并为之动容。笔者虽然不是医生，但也被深深地打动了，一方面细细品味其中的哲理，同时不由自主地联想到笔者的一位朋友，觉得她和这句话挺契合。

　　这位朋友就是本书的作者、如今已闻名遐迩的爱康国宾医疗保健中心的原创者——周雅芳。

作为一名医药卫生界的圈外人，笔者本没有资格去准确评估：她在业界的成就到底有多高；作为连锁企业，"爱康国宾"在全国有多大的服务覆盖面；它在美国纳斯达克上市对中国医疗保健业走向世界有怎样重大的意义；等等。这些事业上成功的故事和对社会影响的覆盖力，会有更多的别人的文章告诉大家，笔者就不讲了，恐怕也讲不好。但笔者很愿意以一个私人朋友的身份，和大家分享一下笔者对本书作者的一些感性的了解，也许对每一位正在阅读此书的读者会有一点参考价值吧。

笔者最初认识周雅芳并后来成为朋友，并非是因为笔者是一名患者。像很多其他朋友那样，只是被她丰富的人格魅力所吸引。所有认识雅芳的人都知道。她是一位十分虔诚而执着的佛的信仰者。

真正慈悲为怀者，一定会体现在对现实人的态度上。按照现代人的解读，或者用世界性的语言来表达，也就是所谓"人文精神"。这里所说的"人文精神"有两个含义：第一，待人一定是好的，不仅仅是指狭义上的"处世"，而是真正从内心出发的"博爱"，是普济天下的胸怀，一定是爱人类，真诚地关爱每一个人。如果没有这点初心，十六年前，周雅芳不会去选择保健体检这个行业，并吃尽苦头，最后挺了下来。（那年头，可选择的比较容易赚钱的机会其实很多。）第二，在爱人类的同时，也挚爱人类所创造的"文明"，包括信仰、文化、艺术、思想等一切由人类的美好灵魂沉淀结晶出来的好东西。这从周雅芳的对企业文化建设的用心、对员工精神素质的培养、个人交友的人群选择以及她的私人兴趣爱好中，都可以看出来。

如今的世道，已是一个财富称王、科技称霸的时代，急功近利在当今社会随处可见，所谓"尊重文化"，不过是为了装点门面，并没有往心里去，只是没有人说穿罢了。就像白岩松在上述演讲中所呼吁的：现在的主要问题并不是缺钱，也不是医术不够，而是——人与德。这和周雅芳的视角可以说不谋而合，但具体要落实到如何待人；技术和现代化管理只是一种手段，它像是一艘船，运载递送的货物还必须是文化本身。所以，呼唤道德的回归和文化的弘扬是她做事做人的目标。

　　光读这篇小文，没有实地去过"国宾"的读者，恐怕是很难体会到这种感觉的：每一个"国宾人"都有的那种善意的微笑，那种关切的询问的目光对视等，在如今的社会上已不多见了。您去国宾做健康检测，并不是为了见识一下那些先进的设备，或为了获得一大堆数据指标，而是一种贵宾礼遇的享受和接受教育的机会——在那里会有经验丰富的医生一对一地给您分析讲解您的健康的具体状况，并指导您下一步怎么办。每一间办公室、诊室、走道、休息厅，随处可见那些墙上挂着的精心设计的图文标牌——座右铭，内容都围绕一个中心：落实在做人。笔者算是一个读过一些书的人，很容易判断它们来自古代圣贤的经典，但都是经过精心挑选，消化理解，最后诠释为朴素直白的自己的语言，没有空话大话，切实到位，宜于践行。笔者每次去"国宾"都很会兴味盎然地品读、琢磨那些墙上的语录，有时不禁感叹，周雅芳在创建自己的企业文化上究竟耗费了多少心力啊。

　　雅芳十分喜欢交友，可以说高朋满天下，且特别爱惜有才华有学问的人。如果说和这些朋友有业务上的联系的话，那么仅仅是为了关怀他们每个人的健康，没有任何功利目的，她觉得能够救助、抚慰这些有价值的个人是她的使命与荣耀。因为在她看来，他们是国家与民族的精英。经常和这些朋友在一起，对她本人来说，既为了享受友谊，同时也是个人生活品质的提升。因为她兴趣广泛，热衷于学习，了解新知识。她的朋友来自各行各业，都不是等闲之辈。在他们面前，她一反平时雷厉风行、处事果断的作风，像一名谦卑的小女生那样虚心聆听老师的教导。当然她心中十分明白，也善于独立思考，加上悟性不凡，必定获益良多，见识不同一般。所有这些都造就了今天的周雅芳，同时影响到她的每一名员工。她用自己的诚心和热情，营造出一种特别的气场，这个气场覆盖了她所领导的企业；同时也给她那庞大的朋友圈增添了无穷活力。

　　出版社了解到笔者是周雅芳的朋友，希望笔者为此书写篇序言。其实从专业的角度，笔者是没有资格的。就算是一篇记录友情的散文吧，供大家阅读此书时消遣。周雅芳在学习文史艺术方面兴趣强烈，家里的文玩收藏也很有品位，恐怕多少是受到了笔者的影响，笔者带她去逛古玩店，拜访收藏家，参观艺术展览，眼光提高很快。但实际上我们的相处，笔者是更大的获益者，因为是她把笔者从"健康无知"的窘境中解救出来的。我们这些年龄比共和国还老的一代人，除了都经历过历史沧桑的风雨磨难而受损之外，其中很多人还是工作狂，把自己的身体当作奴隶那样随意使唤、拼命滥用，像老马那样让它疲于奔命，从来不知道珍惜、善待，到了晚年造成不可挽救的后果，可惜悔之晚矣。笔者本人就是一个可引以为训的例子。在和雅芳交往的年月里，她让我渐渐懂得了一个道理：身体是灵魂的居所。就像房子那样，人住在里面，是需要经常清扫、整理、保养的；住久了还需定期检查、维修。一样的道理，如果身体坏了，居住在里面的灵魂何以安宁？现在想来，自己曾经是多么的"无知"啊！

　　这也许是笔者写这篇小文的另一个理由：希望和笔者一样"无知"的读者可以从中学到一点什么。笔者发现很多人，哪怕是学识渊博的人，其实也并不知道那些人生必须具备的基本常识。建议他们有空读一下《健康体检 200 问》，多少会有帮助。这是一本很实在的启蒙书。

　　随兴的一点感言，聊以代序。

朱旭初

2017 年 6 月 12 日

写于美国路易斯安那州

　　（朱旭初，文博专家，艺术史学者。原上海博物馆副馆长、纽约大都会博物馆东方部特邀研究员。）

目录
CONTENTS

第一篇 健康体检基本答疑

第二篇　体检问诊及体格检查

第三篇　实验室检查

第四篇　放射影像学检查与磁共振检查

第五篇　超声影像学检查

第六篇　其他诊断仪器检查

第七篇 专项检查项目

第八篇 体检报告解读

第九篇　专项健康管理

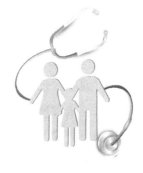

健康体检 200 问

第一篇　健康体检基本答疑

1. 什么是健康体检？

健康体检是指通过医学手段和方法对受检者进行身体检查、了解受检者健康状况、早期发现疾病线索和健康隐患的诊疗行为。

2. 买了健康保险，还需要另外花钱做健康体检吗？

保险公司要求被保险人做规定项目的健康检查，不是为了给被保险人诊断病情、治疗疾病，其根本目的是要通过医疗手段明确被保险人的健康状况，进而衡量保障风险和保障成本，最终决定对被保险人是否承保以及承保的条件。

健康体检是在身体健康（大部分人可能存在影响健康的风险因子）时，主动对全身进行检查，主要目的是通过检查了解自己的健康状况，获得自身健康的信息，查明是否有健康隐患。通过主动体检对自身健康走向有一个预估，并且为正确地养生保健、强身健体、合理运动指明方向。如果存在潜在的危害健康的风险因子，可以及时采取预防和干预措施，设计更为科学的健康生活方式，使自己拥有健康生活。

因此，健康体检相比健康保险，是健康投资中一个防患于未然的明智举措，是必不可少的。

3. 为什么 "未病" 不等于无病？

常有人会提出这样一些问题："我身体感觉很好，为什么要来体检？""我每年都参加体检，指标都属正常，但仍觉疲劳乏力，是什么原因？""我知道自己肯定有很多毛病，不查出来我还能正常工作、生活，一旦查出后心里就会害怕。""我有一份好工作，一旦体检查出毛病，弄不好会丢掉饭碗"。其实，当你生了大病、特别是重病后，不用说找一两位专家会诊，就是找一个专家组会诊，恐怕专家们也无能为力了。而当你在自身并无不适的"未病"状态中查出处于萌芽状态的疾病时，只要及时治疗，一般的医师都能药到病除。

4. 健康体检每隔多久查一次比较合理？

健康是人生的第一大财富。从预防医学角度讲，健康人群至少应每年参加一次健康体检。尤其是 35 岁以上的人更应每年进行一次健康体检，及时消除健康隐患，有助于重症疾病的防治。

世界卫生组织曾经提出一个口号："千万不要死于无知"。很多人死于无知，是因为小病熬成大病，最终发展成不治之症。要变无知为知之，最好的办法就是定期健康体检，可以明确自己的健康处于何种状态。

5. 体检时为何不能对医生隐瞒病史？

体检时医生会让受检者自诉是否有过往病史以及一些身体上出现的状况等。有的受检者抱着"考核"一下体检医生水平的心理，认为疾病只能靠查出来，不能靠说出来，而向医生隐瞒病史和病情。殊不知这样做的结果往往是事与愿违。例如，在对高血压患者进行治疗前，必须搞清楚其高血压病的发病时间、治疗过程、用药情况等关键问题，才能有针对性地提出进一步的治疗意见，包括加减用药剂量、调整用药品种等，从而达到最佳治疗效果。

仔细并如实告之病史和病情可以得到某些疾病的线索或评估其患病的风

险，从而进行必要的定期监测和预防。通过询问病史并仔细加以分析，可以探求引起身体异常及疾病的原因，从而采取针对性的治疗。

因此，健康体检中，千万不可向医生隐瞒病史病情。

6. 近来自觉身体状况很糟，体检却查不出异常，这是什么原因？

很多人会有这样的经历或体会，由于近期感觉身体不适到医院做体检，常规体检结果均正常。但是身体确实不舒服，精力不集中、乏力、疲劳、颈肩部僵直、没胃口、易发火，这又是怎么回事呢？

现代医学将这种介于健康与疾病之间的生理功能低下的状态，称作第三状态，国内常常称为"亚健康状态"。它是一种连续的动态过程，处理得当则转化为健康，反之则会引发疾病。

近年来研发并投入使用的心理及压力测定仪、红外热成像系统、"鹰演"疾病早期诊断系统、超倍生物显微系统、脉搏波检测（PWV）、心脏负荷测定系统（AI）、量子共振检测、虹膜检测、食物不耐受检测等检测仪器是对传统医学检测方法和手段的补充，是全面了解健康状况的有力措施，是亚健康检测的有效方法。

7. 怎么能做到疾病早发现、早诊断？

如今，危害我国民众健康的主要疾病是慢性非传染性疾病及老年性疾病，这些疾病起病常常十分隐匿，常在出现并发症或发展至严重阶段才出现症状，如高血压病患者不少是在发生脑卒中时才被发现患有高血压病；冠心病患者有时是在发生心肌梗死后才获知患有冠心病；糖尿病患者亦多是在发生眼部、足部或心血管并发症时，方被查出患有糖尿病。此时大多已经丧失了预防这些并发症的时机。更典型的是癌症，许多癌症早期皆无症状，患者不可能去就医，而一旦出现症状，已非早期癌症了，患者已经丧失了最佳治疗时机。

如果在疾病发作之前将其诊断出来，施以治疗，就能使之痊愈或者控制。因此，只有做到早发现、早诊断，才能达到早治疗的目的。

8. 哪几类人群应特别关注健康体检？

第一类：白领及办公族

一项对 4 000 多名 31—40 岁白领人员的调查显示，脂肪肝发病率高达 12.9%，肥胖症患病率达 31.6%，血脂异常患病率为 12.8%，冠心病患病率为 3.1%。据专家分析，白领及办公族的脂肪肝、血脂异常等患病率之所以比其他人群患病率要高，可能是由于白领及办公族应酬多，过量的摄食、吃夜宵等不健康的饮食方式，扰乱了正常代谢，为脂肪肝、血脂异常和肥胖的发病提供了条件。若能每年体检一次，这些疾病就能做到及早发现，及时治疗。

第二类：40 岁以上的亚健康人群

18—40 岁的人，随着年龄的增长，身心已逐渐开始轻度失调。而到 40 岁以上，潜疾病状态的比例也陡然攀高，55 岁前后有明显疾病症状的越来越多。亚健康状态在中年以后也变得明朗化。肩负事业和家庭重担的中年人，切记千万不要小视亚健康状态。

40 岁以上的中年人应建立体检档案，每年定期体检。对于体检中发现的囊肿、结石、息肉等不需要药物治疗或药物治疗无效的疾病，应按照医嘱定期复查，动态观察病情变化；对于心脑血管疾病、糖尿病等慢性疾病，应系统治疗，随诊观察。吸烟多年或接触刺激性气体的人更应定期检查，以便早期发现肺癌。也可增加肿瘤标志物的检测，如测甲胎蛋白及癌胚抗原等以排除肝癌等肿瘤疾病。

第三类：已有慢性病患者

慢性病患者指一些已患有心脑血管病、糖尿病、肝炎、哮喘、胃病等疾病的人，他们可能在医生治疗下暂时得到缓解，但绝非能得到一劳永逸的良方。因此，这些人仍然应定时进行疾病的复诊和检查。糖尿病患者至少应每天检查一次血糖，并检查是否有合并症发生。乙肝患者每半年要检查一次肝脏 B 超，以便能及早发现肝脏的病变。胃病患者每年做一次胃镜检查，随时掌握自己的疾病情况，及时调整用药，达到治疗的最好效果。心电图复查可发现冠心病、心肌缺血、心律失常的变化进展。眼底检查可以反映脑动脉硬化的情况，所以高血压、冠心病、糖尿病及过度肥胖者都必须经常查眼底。

9. 健康体检和疾病检查有什么区别？

有不少人对体检没有引起足够的重视，认为自己身体好好的没有必要做检查，这是一个误区。健康体检和疾病检查不是一回事。健康体检只能说是一个初检，一些大的疾病是可以发现的。比如说，尿常规能够发现肾脏方面的严重疾病，而高血压、乙肝以及明显的肺部疾病可以通过测量血压、验血和胸透发现。但对于一些比较复杂的疾病，常规健康体检是无能为力的。比如，癌症晚期患者普遍症状之一是贫血，常规体检中通过检查血红蛋白是能够查出贫血的，而有一些癌症并没有贫血的症状，所以常规体检查不出来。因此，千万不要只注意体检结果是不是正常，而忽视了医生体检报告中签署的意见。体检报告的结论是体检医生通过各科体检结果的综合分析而得出来的，如果建议你对某个单项进行复查，你就要马上复查确诊。

10. 如何正确选择体检机构？

体检不同于购买商品，它是正规的医疗行为，与我们的健康息息相关，特别是随着体检的深入进行，一些特殊检查，如 CT、磁共振、胃镜、肠镜等，更应该在有医疗机构执业许可证、能独立对自己的医疗行为承担民事责任的正规体检机构进行。

专业医师、护理队伍是体检质量的保证。体检质量体现在顺畅的体检流程、早期发现病变、不遗漏病变，并能根据体检结果给出准确的健康状况评估。具有丰富临床经验的医护人员是体检机构的灵魂。各岗位人员必须符合资质，医护人员要有职业证书，要有多年从医经验和职称资格证书。

精良的设备是体检的基石。随着科技的进步，医疗设备也有了长足的发展，精良的医疗设备对于提高阳性检出率、微小病变的识别起到至关重要的作用。

体检中心要布局合理。体检人群不同于疾患人群，所以体检场所应相对独立，不与患者混用，防止交叉感染。体检时要一人一屋，保护受检者的个人隐私。同时各种体检设施安排布局要合理，保证体检流程顺畅。

一个好的体检机构要能提供全面的、人性化的健康服务。体检后要向体检者出具详细的健康状况报告，同时还应该有资深的、临床经验丰富的医师给体检人员作出详细解答以及量身定制的健康指导方案等。

11. 如何选择体检项目？

健康体检是一门科学。哪些人群该查哪些项目，不同的年龄段和生命周期重点检查什么项目是有一定讲究的。

正确的做法是，受检者在体检之前将个人的有关情况和要求详细向医生说明，由专业医生进行综合分析后，根据受检者的身体状况"量体裁衣"，做出既符合受检者健康状况的体检项目又比较经济实惠的个性化方案。

自选体检项目时也要征求医生的意见，受家族病史、年龄、嗜好的影响，每个人的身体状况不一样，既不能为了省钱专门选择常规检查项目中几个项目进行检查，因为这样检查出来的结果不能反映出整体情况；也不能撒大网，既浪费医疗资源，又给自身带来没有必要的伤害（有些检查并不是无创、无损伤的）。

12. 怎么提出体检加项的内容？

除了单位每年提供的常规检查项目外，你可以通过选择一些"加项"来让自己的体检更有效果。每个人应根据自身年龄、家族病史、性别、生活方式及职业等特点，来量身定制一套最适合自己的体检项目，这样才能更有效地防范疾病。针对国人的疾病发生特点，除了常规体检，体检时还需要有针对性地进行体检"加餐"。

（1）心脏检查

对于暂无症状的冠心病、早期心肌梗死等早期心血管疾病，通过常规心电图很难被发现,致使中老年人常常忽视了这方面的问题。建议:有心律失常、胸闷气短等症状的人,可以增加心脏彩超等项目。

（2）脑部检查

脑梗死、脑卒中的发病年龄年轻化,但许多人在常规体检中并未选择做脑部 CT 或磁共振。建议:经常头晕、头痛、眼花或自觉一侧肢体无力的人,在条件许可时,可以做脑部 CT 或磁共振检查,帮助早期排查疾病。

（3）癌症筛查

有资料表明,35—50 岁年龄段的癌症患者病死率,已居该年龄组各种疾病死亡的第一位。建议:50 岁以上者,最好每年做一次癌症筛查。近年来癌症的发病有年轻化的趋势,建议有肿瘤家族史或相关危险因素的年轻人也要重视这类检查。

（4）骨密度检查

骨内钙质一般从 30 多岁就开始流失,骨质疏松在初期的症状并不明显。建议:40 岁以后,腰部、骨盆、背部、膝关节等部位如持续性疼痛者,需要检查骨密度,提早防治骨质疏松。

（5）餐后血糖检查

一些人以为空腹血糖正常就万事大吉了。然而,如果餐后 2 小时血糖值高于正常值,即使未达到糖尿病诊断标准,也属于葡萄糖耐量减低,大血管病变此时警钟已响起。建议:40 岁以上、糖尿病家族史、肥胖、高血压患者,除了查空腹血糖外,还应作餐后血糖检测。

（6）乳腺检查

乳房自检及乳腺癌的筛查,很可能会帮助女性朋友尽早发现疾病。建议:40 岁以上的女性每年做一次乳腺钼靶检查。有乳腺癌家族史的女性,更建议应每年做一次乳腺磁共振检查。

（7）前列腺检查

人到中年,前列腺开始衰退,结缔组织增生,需要引起注意。建议:进行体检时增加前列腺超声检查,以便及早发现异常。

（8）眼底检查

不少疾病可通过眼底检查而得以及时发现。比如,观察视网膜动脉是否硬化，可知全身动脉硬化甚至脑动脉硬化的程度。建议：45 岁以上者，应每年检查眼底一次。对近期发生视物模糊并伴有头痛者，更需做此项检查。

（9）口腔检查

俗话说"牙疼不是病，疼起来真要命"。如果刷牙时流血、口臭、牙齿松动、吃过凉或过热的食物会敏感和酸痛等，都说明可能有牙周病。如有以上症状时就应该找口腔科医生检查和治疗。最好定期进行口腔检查，每半年一次。

另外，通过现代科技进步所带来的一些先进高效的仪器能够更精准地发现并捕捉一些大病的蛛丝马迹，可以帮助受检者及早发现病变，提高生活和生存质量。

（1）低剂量螺旋 CT——发现微小癌变

肺癌是我国头号癌症杀手，但肺癌很容易被忽视。一般体检，多是拍胸部 X 光片，这种影像学检查会漏掉很多肺部疾病，即使发现肿瘤也已经是很大的了。因此要提早发现病变，胸部低剂量螺旋 CT 是更好的选择，其检出肺内小结节的能力是普通 X 线片的 10 倍左右。

特别提醒：40 岁以上者、吸烟、居住在空气污染较重地区、有肿瘤家族史者，建议在常规体检的基础上，每年加做一次低剂量螺旋 CT，以便及早发现肿瘤。

（2）磁共振（MRI）——揪出"看不见"的病

看似健康的人体，有时却藏着许多健康隐患。心脑血管病、乳腺癌、腹部肿瘤以及中枢神经系统疾病等，它们就像藏在人体内的"定时炸弹"，随时会危及生命。要想发现这些"定时炸弹"，磁共振医学影像检查最为"靠谱"。

特别提醒：对于有乳腺癌家族史、丰过胸的女性，最好选择磁共振；"三高"人群可通过磁共振检查，早期发现心脏病等疾病隐患。此外，磁共振对实质器官如脑、甲状腺、肝、胆、脾、肾、胰、肾上腺、子宫、卵巢、前列腺等有绝佳的诊断功能，除了骨关节和神经系统外，磁共振也使恶性肿瘤、心脏及脑血管疾病无所遁形，有这些疾病隐患的人群最好在体检项目中增加这项检查。

（3）HPV 疫苗——让宫颈癌发生率减九成

宫颈癌是我国 15—44 岁女性的第二大高发癌症。人乳头瘤病毒（HPV）

感染是宫颈癌及癌前病变的首要因素，而 HPV 的传播途径主要是性传播，因此建议女性第一次性生活后两年，最好每年做次 TCT 检查进行宫颈癌筛查。此外，HPV 病毒疫苗的问世，能对风险最高的 16 型和 18 型病毒导致的癌前病变做出近 100% 的预防。

特别提醒：早婚、早育、多产、多个性伴侣、性生活卫生差、长期应用免疫抑制药物或患有免疫抑制性疾病史，以及长期吸烟、长期口服避孕药和从未做过宫颈癌筛查的女性，每年体检时最好增加 TCT 检查。

（4）胶囊内镜——无创伤、无痛苦轻松查肠胃

目前国际上公认胃肠镜是检查消化道的金标准。但大多数消化道疾病的部位不是在小肠，而是多发于结肠和食管，必须要进行结肠镜和胃镜检查，才能清楚地发现病情。但是，现在大部分体检套餐中都没有内镜检查项目，再加上恐惧结肠镜和胃镜检查的痛苦，一些人宁愿忍受病痛，都不愿意接受这项检查。为了帮体检者科学排查消化道疾病，减少内镜插管检查的痛苦，有些健康体检中心专门推出了胶囊内镜检查。

特别提醒：45 岁以上的中年人最好每 3~5 年做一次胃肠检查，如果有溃疡、息肉，建议一年查一次。有慢性萎缩性胃炎、感染幽门螺杆菌、长期饮食不规律、长期酗酒及吸烟、精神受刺激和爱生闷气的人，以及有胃癌或食管癌、结肠癌家族史者都是高危人群，建议体检时加做胃肠检查。

（5）基因检测——查找遗传隐患，针对性开展预防

基因是决定生命健康的内在因素。与传统体检项目相比，基因检测大多是人在没发病时，预测个人患病的风险，并向受检者给出生活上的指导，避免疾病的发生。而常规体检筛查的是已发生疾病达到什么程度，如早期、中期等。所以说，基因检测的目的就是预防。

基因检测对受检者的年龄和身体状况没有任何要求，具体选择时可遵循以下原则：① 有疾病家族史的人重点检测遗传性疾病基因，早做针对性预防；② 已患病的人接受基因检测，可以辅助疾病诊断治疗及预防并发症。

如果有家族病史或遗传病史，体检时一是可以加做不同类型的基因检测套餐：专项肿瘤基因检测套餐、乳腺癌基因检测套餐、肺癌基因检测套餐等。以乳腺癌基因检测套餐为例，根据中国国家肿瘤登记中心数据，乳腺癌是城

市女性最常见的癌症，而很多乳腺癌的发生与相关致病基因密切相关。美国著名影星安吉丽娜·朱莉就是通过基因检测，发现自己携带有乳腺癌致病基因，随后采用有针对性的预防方式，大大降低了患乳腺癌风险。因此，女性可以在医生帮助下选择有针对性的乳腺癌基因检测套餐，排查乳腺癌致病基因，采取有效的预防措施，避免乳腺癌的发生。二是多种肿瘤基因检测套餐，包括男（女）性多发肿瘤及全身肿瘤套餐等，可以全面排查体内隐藏的"癌症地雷"，提前采取针对性的预防措施，有效预防相关癌症的发生。三是常见慢性病套餐。"血栓性疾病基因检测"和"常见慢病检测套餐"可以帮助体检者评估常见慢病潜在风险，帮助建立最适合自己的健康生活方式。此外，专业的体检机构还有针对男女设计的全面的经典基因套餐，可以评估60多项潜在患病风险；针对高端人士设计的健康尊享套餐，可以评估140多项潜在患病风险。可谓一次检测，终身受益。

综上所述，随着年龄的增长，全身各器官的功能和结构都会发生退行性变化，不少疾病会"趁虚而入"，一些特定疾病的危害也会增大。因此，中老年人，特别是50岁以上、有家族性疾病史或具有其他高危因素的人群，应该定期进行体检。必要时进行有针对性的检查，尽早发现和控制常见病、多发病，保持身体健康。

13. 健康体检结束后，什么情况下需要进一步专项检查？

健康体检一般应根据年龄、性别、生活习惯、个人既往的健康状况及家族遗传病史、近况、生活方式等综合因素考虑，决定选择较适合于本人体检项目的菜单。医生一般不会为受检者做"大包围"式的检查，而是会有所选择地做一些检查，就是通常说的"筛查"。

通过筛查，如发现有异常的项目，再做进一步的专项检查。另外同一检查项目往往有多个，并构成精细程度的级别差异，医生会根据身体某些异常或病变，以及慢性病情况推荐受检者做进一步的专项检查，有助于疾病的早发现、早诊断、早治疗。

14. 为什么要重视体检之后的报告解读？

现今，重视每年一次体检的有识之士越来越多了。但是能够重视体检结果，在体检后，把自己的健康真正管理起来的人，依然不多。有些人拿到体检报告后只是随手翻翻，看到没有大的疾病就把报告束之高阁，也不去改变任何生活习惯或日常行为，这样的做法实际上是极其危险的。

通过专业医务人员对受检者体检报告的解读，除了对专业术语给予解释，哪些需要重点关注？哪些需要通过纠正不良的生活方式去改善？哪些需要定期复查或随访？哪些需要专科治疗？可以得到很有价值的指导。

15. 为什么许多发达国家没有专业体检这个行业？

欧美国家的社会保障体系较为完善，保险行业的发展比中国成熟，人们非常重视健康体检，定期的健康体检已经成为许多人惯有的生活模式。因此，在发达国家，体检早已经成为一个空间巨大且非常成熟的市场，处于良性稳定的发展阶段。

在美国，许多公民都有商业医疗保险。购买保险后，到保险公司的特约医生那里去咨询、体检、治疗和享受健康管理服务。医生为顾客开具化验单和影像检查申请，顾客做好化验和检查后将结果拿回诊所，医生根据检查结果为顾客做出下一步计划，没有问题的给以生活指导保持健康，小问题在诊所就能得到解决，需要住院进一步检查治疗的，必须到医生所在的医院检查治疗，整个过程的费用大多数由保险公司承担，但是如果顾客不到保险公司指定的医生、医院检查，保险公司不负责费用或仅负担较低的费用。这样做的好处是每个医生所负责的人员不多，医生与顾客十分熟悉并能够完整地记录、管理每个人的健康状况，而参加保险的人如果遵守保险制度，健康管理和就医完全能够得到保证。医生也会为保险公司节约费用，医患双方都满意。

在日本是由国家出钱每年给公民做体检。应该说，经济发达国家由于受人群健康观念、经济发展水平和医疗技术水平等影响，健康体检起步较早，发展较规范。

16．为什么民众对个人体检越来越重视？

如今，人类寿命在延长，但是亚健康状态人群却大量存在。随着人们生活水平的不断提高，保健意识的不断增强，人们对健康也有了更为深刻的理解和认识，并形成了需求。很多民众已经深知健康是"1"，智慧、财富、地位、荣誉等都是"0"。只有拥有健康这个"1"，其他所有的"0"才能十倍、百倍地呈现价值；而一旦失去了健康这个"1"，所有的智慧、财富、荣誉、地位都将失去意义。健康是人生最大的财富，是一切生命意义的基础。健康体检越来越受到社会和政府的普遍关注和重视。

在自我感觉身体健康时，每年进行全面的身体检查，通过专业的医疗仪器的检查和专家的诊断，对自己的健康状况有了一个更详细的了解，做到"未雨绸缪""防患于未然"，这种关注自己健康的行为已被大多数人所接受，并把健康体检作为现代人生活水平提升的重要标志。因此，要重视和按时进行健康体检，定期健康体检是社会发展的必然趋势。

17．健康档案与慢性病防治的关系是什么？

健康档案是一个连续、综合、个体化健康信息记录的资料库。建立健康档案是健康管理中所必需的。其包括问卷调查、危险因素分析、健康评估等。健康档案是当前广为认同的预防和控制慢性病的手段之一。

18．健康体检对健康管理的意义是什么？

健康管理是对个体或群体的健康进行全面检测、分析、评估、提供健康咨询和指导，以及对健康危险因素进行干预的全过程。

健康管理的范围十分广泛，包括生活方式管理、健康需求管理、疾患管理、灾难性病伤管理、残疾管理、综合的群体健康管理等，其服务对象既包括健康人群，也包括亚健康人群和疾患人群。

因此，健康体检是健康管理的前提和重要基础。

19. 通过健康管理，慢性病能够得到预防和控制吗？

健康管理不仅是一套方法，更是一套完善、周密的程序。通过健康管理能做到：学会一套自我管理和日常保健的方法；改变不合理的饮食习惯和不良的生活方式；减少用药量、住院费、医疗费；降血脂、降血糖、降血压、降体重，即降低慢性病风险因素。通过对检测结果的评估并结合临床体检报告，从整体和平衡观的角度，明确自身处于何种健康状况，确定具有针对性和个性化的调理方案。

第二篇　体检问诊及体格检查

20. 健康体检之前的准备工作有哪些？

为了确保每项检查都能得到与受检者实际情况相符的结果，排除可能的干扰因素，体检应做好提前准备工作和注意事项。

检查前 3 天内，保持正常饮食，不饮酒。体检前一天不大吃大喝，不进食太甜、太咸及高蛋白质食物，检查前至少禁食 8 小时以上，以免受乳糜颗粒的干扰影响空腹血糖、血脂、尿素氮等指标的检测。

体检前一天要注意休息，避免剧烈运动和情绪激动，保证充足睡眠，最好能洗个澡。尽量避免饮浓茶、咖啡等刺激性饮料，以免影响睡眠及心率。

既往有高血压、心脏病、肝病等慢性病，一直服药者可继续按规律服用，以便检验用药后的效果；因禁食暂停服药的糖尿病患者，检查后立即进食及服药。

怀孕的女性应事先告知医护人员，避免做放射线检查及妇科内诊检查，以免造成流产或对胎儿不利。

处于生理期的女性受检者不要做尿、大便检查及妇科内诊检查，可待经期后再补检。

近视眼者不戴隐形眼镜，否则无法测试眼压。

如有疾病，尽可能将以往的病历备好带齐，以供医生参考。

21. 体检时要注意哪些事项？

体检时应保持平常心态，千万不要紧张，这样才能使体检结果客观、真实。

相信医生，积极为体检医生提供真实的病历及身体状况和不适感觉，以便体检医生对体检结果做出正确的诊断，避免漏诊和误诊。

（1）静脉采血

静脉采血时心情要放松，以免因为紧张而造成血管收缩，增加采血难度；同时还可以避免因神经血管反射而引发晕血。静脉采血后在皮肤针孔稍上方按压 3 分钟，不要揉，压迫止血的时间要充分。若出现小片青紫且有轻微疼痛感，不必紧张，待 24 小时后进行局部热敷，瘀血会慢慢吸收。

（2）留取标本

① 尿液标本：体检者应在医院内留尿，防止尿液时间过长或容器不清洁，使尿液中的某些化学成分或有形成分被破坏，如葡萄糖分解、红细胞溶解等，影响尿液检查结果。同时留取的尿液最好是在膀胱内停留 4 小时以上的尿液。所以，留尿前不要大量饮水，以免稀释尿液，影响细胞数量。小便时最好取用中段尿。

② 粪便标本：应在 30 分钟内送检，不可混入尿液，标本盒应洁净干燥。如大便有黏液或血液，应注意选取黏液及血液部分，以便提供准确的信息给医生。同时在粪便检查的前 3 天，不进食含动物血食品，以防止结果不准确。

③ 血液标本：抽取静脉血之前，为更准确地测定血脂成分及血清中的酶类，应禁食、禁水 8 小时以上，以免进食对血脂浓度造成影响，特别是对三酰甘油的影响。大量饮水会对血液造成稀释，影响血液中的细胞数量；饮用饮料还会改变血液中的血糖浓度。同时，由于血沉及红细胞测定受女性经期的影响，所以，体检最好避开经期。

（3）测量血压

在测血压前，先静息片刻，使身体安静下来。情绪紧张和激动、剧烈运动之后和重体力劳动之后不要马上测血压。

测量时坐正，把上衣一侧袖子脱下，不要卷起紧身衣袖，手臂平放，手心向上，上臂和心脏在同一水平位上，肌肉放松。如果是卧位，也要使上臂和心脏在同一水平，不能过高或过低。

测血压时精神不要紧张，不要屏住呼吸，因为屏住呼吸可使血压升高。

寒冷环境可使血压偏高；高热的环境可使血压偏低。

（4）糖尿病患者体检

糖尿病患者，由于较长时间的禁食、禁水及体检时的活动、劳累，可造成低血糖、酮症酸中毒。所以糖尿病患者在体检时最好有人陪伴，尽早抽取血液标本。进行空腹检查的项目，应携带易消化的食品，如巧克力、牛奶、饼干等，一旦出现心悸、气短、出冷汗等症状，立即进食上述食品，以保证安全。进食后，在抽取血标本时，可向抽血人员说明情况，做好标记，以利结果分析。在完成所需空腹检查后，可立即按日常习惯进食并服药。之后再进行其他检查。

（5）B 超检查

探测易受消化道气体干扰的深部器官时，需空腹检查或做更严格的肠道准备。如腹腔的肝、胆、胰的探测前 3 天最好禁食牛奶、豆制品、糖类等易于发酵产气的食物，检查前 1 天晚吃清淡饮食，检查前 8 小时内需空腹禁食、禁水。如同时要做胃肠、胆道 X 线造影时，超声波检查应在 X 线造影前进行，或在上述造影 3 天后进行。

① 胆囊和胰腺 B 超：做胆囊超声检查前一天要少吃油腻食物，检查前 8 小时（即检查前一天晚餐后）不应再进食。如 B 超胆囊不显示需要复查，须禁食脂肪类食物 24~48 小时。胰腺 B 超检查的准备同胆囊检查。

② 脾脏 B 超：单纯检查脾无需特殊准备，但饱餐后脾向后上方移位，影响显像，故以空腹为好。

③ 腹膜后器官 B 超：准备同胆囊检查。如需要区别病变是否在盆腔，检查前还要保持膀胱充盈。检查前两天不要做钡剂造影。遇腹腔气体过多或有便秘的情况，医生可能嘱检查前一晚服缓泻药，或在检查前灌肠，体检者应当认真配合。

④ 肝脏和肾脏 B 超：检查前一般无须特别准备，但最好是空腹进行。

⑤ 妇产科 B 超：准备同胆囊检查。但检查前 2~3 小时应停止排尿，必要时饮水 800~1 000 ml，务必使膀胱有憋胀的感觉。如果是在怀孕初期，则不必饮水，以免膀胱过度充盈而压迫子宫。现在也可选择阴道超声检查，可以省去饮水憋尿的麻烦。

在体检过程中如果感到身体出现不适或疼痛，要及时向操作医生、护士、技术人员提出，以免发生意外。如果以往有晕血病史，请告知护士，尽量采用卧位采血，可避免再次晕血的发生。

22．健康体检的流程是怎样的？

第一步，体检当天早晨先到体检机构领取体检单并缴费。

第二步，领到体检单后先做空腹项目：采血、腹部彩超等。

第三步，依据体检项目进行其他检查：身高、体重、视力、胸片、动脉硬化检测、骨密度检测、内科、外科、眼科等。

第四步，尿、便标本采集。

第五步，所有体检完成后，将指引单交到前台或主检医生处，等待体检报告。

第六步，拿到体检报告后仔细看，并与医生交流，及时排除病情隐患或者复查随访。

另外，阅读体检报告时需要注意的是，不同体检单位所用的检测方法不同，因而化验的正常参考范围也不尽相同，所以在拿到体检单后，需要注意所在体检单位的各项检查指标的正常参考范围。

23．各个科室主要检查什么？

①一般检查：检查内容主要有身高、体重、血压、腰围、臀围等。

②内科检查：检查内容有心肺听诊、腹部触诊、神经反射等项目。

③外科检查：检查内容有皮肤、淋巴结、脊柱、四肢、甲状腺、乳腺、前列腺、直肠肛门、有无疝气、下肢静脉曲张等。

④眼科检查：检查内容有视力、色觉、眼压、眼底及裂隙灯检查，判断有无眼疾。

⑤耳鼻喉科检查：检查内容有听力、耳部及鼻腔、咽喉部。

⑥口腔科检查：检查内容包括口腔和牙齿。

⑦ 妇科检查：已婚女性的检查项目，根据需要进行妇科常规检查、分泌物涂片，宫颈刮片或 TCT（液基薄层宫颈刷片细胞学检查）等检查。

⑧ 放射科检查：进行胸部、脊柱、脑部等部位 X 线检查。

⑨ 检验科检查：包括血尿便三大常规、血生化（包括肝功能、肾功能等）、血流变、肿瘤标志物等检查。

⑩ 辅诊科检查：包括心电图、B 超（肝、胆、胰、脾、肾、前列腺、子宫、附件、心脏、甲状腺、颈动脉）、经颅多普勒超声（TCD）、骨密度等项目。

24. 查体时，医生摸摸听听查什么？

（1）摸脉搏、听心音知心脏

① 心音：心音就是心脏跳动的声音，是心脏在对我们诉说，告诉我们它是强劲有力，还是有什么地方不舒服。有经验的医生仅仅通过倾听心脏声音，不用复杂仪器，就能诊断出心脏疾病。正常心音可分为第一心音和第二心音，就是我们平时趴在胸口听到的心跳声。正常人的心跳应该没有杂音，如果出现了杂音，可由功能性与病理性引起，须作具体鉴别。

② 心律：心脏跳动的节律，正常心律为窦性心律。

③ 心率：心脏跳动的速率，正常心率为 60~100 次 / 分。超过 100 次 / 分称为心动过速，低于 60 次 / 分，称为心动过缓。

④ 心前区：心脏前面的胸壁。"触诊"和"叩诊"是为了观察心前区的状况和确定心界。一些疾病如风湿性心脏病、心包积液等，会引起心脏扩大，导致心界增大、心前区隆起、心尖脉搏增强等，医生通过"触诊"和"叩诊"可以接收到这部分信息。

⑤ 脉搏：指桡动脉的搏动，一般情况下与心率一致。静息状态下，应为 60~100 次 / 分，平均 72 次 / 分。

（2）观呼吸听胸部知肺脏

① 呼吸音：除了听心音，听诊器的另一大作用就是听呼吸音，"倾听"肺、支气管、气管和胸膜的情况。正常情况下，呼吸音清，没有干啰音、湿啰音、

哮鸣音、胸膜摩擦音。如果出现了"不和谐"的声音，那就说明肺部出现了问题。比如啰音与肺炎有关，而哮鸣音的出现则是哮喘的标志，胸膜摩擦音则在患有胸膜炎时出现。

② 呼吸频率：静息状态下，正常的呼吸频率为 16~18 次 / 分。

（3）触诊腹部了解肝胆脾肾健康状况

① 腹部触诊：正常腹部应该是柔软的，没有压痛、反跳痛（压下去不痛，抬手的一瞬间痛，或抬手时比压下去时更痛），没有包块。

肝脏位于右上腹部，右肋缘下不能摸到。肝脏质地柔软、边缘锐利，没有结节、压痛。

脾脏位于左上腹，左肋缘下不能摸到。脾肿大见于脾功能亢进、脾脓肿、脾囊肿等。

肾脏形式蚕豆，左右各一个，位于腰部，一般不易摸到，叩诊没有叩击痛。如果出现肾脏叩击痛，多与肾炎、肾结石有关。

② 腹部外形：平躺时，腹部的正常形态是两边对称平坦，与肋缘至耻骨联合平面平行或略高于该平面。皮肤颜色正常，没有色素沉着、皮疹、水肿等。

③ 腹部压痛：正常腹部无压痛，如果出现压痛，压痛部位不同，反映了不同脏器的病变。

（4）触诊淋巴结组织

我们可能都有过这样的经验，牙痛厉害的时候，不仅腮部肿了，摸摸下颌，也有一个小疙瘩，按起来也很痛。其实，这个小疙瘩就是重大的淋巴结。查体时，医生也会摸摸我们的下颌下，腋下等地方，也是在触摸淋巴结。

淋巴结呈组群分布，一个组群收集一定区域的淋巴液。正常淋巴结直径只有 2~5 mm，质地也很柔软，不容易摸到。如果触诊摸到肿大的淋巴结，可与多种疾病有关。

（5）触诊甲状腺

医生会触诊甲状腺，检查有无结节、肿大，以及肿大的程度。

（6）触诊脊柱

医生会检查脊柱的弯曲度、生理曲度是否正常，有无异常前凸、后凸、侧凸，还会检查脊柱有无压痛、叩击痛。

（7）触诊四肢和肌肉

医生会检查四肢有无变形、活动障碍，肌肉有无萎缩。

（8）触诊肛门和直肠

医生会视诊肛门，检查有无痔、肛裂等，还会做直肠指检，查看直肠内有无肿物，以及肿物的性质。

25. 正常血压及高、低血压的标准是什么？

测量血压为临床体检的一个重要项目，一般均指肱动脉的血压。

血压的高低决定于心脏收缩的排出量、循环血容量、血液黏稠度、周围循环的阻力和动脉壁的弹性。上述原因增加，均可使血压增高。此外，可因寒冷、劳累、饱餐后、饮酒、吸烟、精神紧张等因素影响血压。因此血压的测定应在受检人稍事休息后，情绪比较稳定时进行。血压波动有一定范围，成人血压正常范围：收缩压为 90~139 mmHg，舒张压为 60~89 mmHg（表 1）。

表 1　正常血压、高低血压的标准

类别	收缩压（mmHg）	舒张压（mmHg）
低血压	< 90	< 60
正常血压	< 120	< 80
正常高值	120~139	80~89
高血压	≥ 140	≥ 90
1 级高血压（轻度）	140~159	90~99
2 级高血压（中度）	160~179	100~109
3 级高血压（重度）	≥ 180	≥ 110
单纯收缩期高血压	≥ 140	< 90

26. 健康体检中初次发现血压高怎么办？

每年一度的健康体检中，总会有些人初次被查出血压偏高，便急于问医生应该吃什么降压药。而医生让其暂时不要服药的回答，往往让人感到十分困惑。那么，初次发现血压升高者应该怎样做才是正确的呢？

在临床上，血压包括两种情况。一是"瞬时血压"，是指当时测得的血压值，它不代表全天血压状态。还有一种叫"全天候血压"，它是通过 24 小时动态血压计测得的全天血压状态。自然后者能够真实地反映被测者的血压情况。或者采取简易的方法来评估自身血压水平也可，即于当日 8 点之后，连续 3 次以上测量血压，然后取其平均值，如果收缩压 ≥ 140 mmHg 或舒张压 ≥ 90 mmHg（只要其一达标）就可诊断为高血压。由于影响血压起伏的因素较多，所以判断初发高血压者，被检测者在测血压之前，应平静休息 10 分钟，再复测血压。同时即便确定了高血压，也不要急于服用降压药，可建议患者做相关的进一步检查，特别是中青年人，首先要排除继发性高血压的可能。

对于诊断为原发性高血压病的患者（占比 85% 以上），也要首先做心电图、肝肾功能及血液生化检查，以利于随后的系统有效治疗。因导致高血压的原因较为复杂，所以高血压治疗也不能单纯依赖于药物，而先适当地休息、改变不良的生活饮食习惯、加强体育活动、减轻体重、避免情绪激动及精神紧张。通过上述措施，部分患者高血压可以明显下降，甚至恢复到正常范围。而只有经 1~2 个月的观察，血压居高不下者，才需要考虑选择适当的降压药物治疗。

27. 高、低血压的分类及危害和并发症有哪些？

（1）高血压的分类

① 原发性高血压：通常是在家族遗传的基础上，再加上多种后天因素如精神紧张，使交感神经系统活动增强，导致肾上腺素的释放促使小动脉收缩、肾素—血管紧张素—醛固醇系统平衡失调、胰岛素抵抗（糖尿病、肥胖）、钠盐摄入过多等因素而发生。

② 继发性高血压：又称症状性高血压，是由某种疾病所引起的高血压，如肾脏疾病、内分泌疾病、血管病变、颅脑病变等。此种血压可在及时治疗原发疾病后得到控制。因吸烟、饮酒过度，食入碳水化合物过多导致肥胖者也易患高血压。

高血压如果控制不好，易累及心、脑、肾等靶器官受损，可引起：

① 心脏疾病：左心室长期面向高压工作可致左心室肥厚、扩张，心

电图正常的高血压患者以心脏超声检查发现男性患者左心室肥厚发生率达13%~40%，女性高达24%~45%，长期高血压最终导致充血性心力衰竭。

② 肾脏疾病：高血压引起肾的并发症发生率约40%。所致肾脏损害以其表现较轻的良性小动脉性肾硬化症而言，发生高血压病后的5~10年，随病情进展，高血压导致的终末期肾病发病率为13%，高血压已成为终末期肾病的主要病因之一。

③ 脑部疾病：高血压所致的靶器官危害首推脑卒中，收缩压每升高10 mmHg，脑卒中的危险增高49%；舒张压每增高5 mmHg，脑卒中危险增高46%。高血压可促使冠状动脉粥样硬化、脑动脉粥样硬化、肾动脉粥样硬化及周围中、大动脉粥样硬化。

并发症有高血压性心脏病、脑卒中、肾功能损害、夹层动脉瘤、动脉粥样硬化及冠心病。

（2）低血压的分类

① 急性低血压：大多由于疾病引起，可发生昏厥和休克，应及时去急诊科诊治。

② 慢性低血压：有家族遗传倾向，一般不作特殊处理；一些因慢性疾病及营养不良所致的低血压应作相应的处理。由于体位改变引起的体位性低血压大多由于感染、内分泌功能紊乱、心血管疾病、药物等因素引起，也应及时处理并给予针对病因的治疗。

28. 为什么查体时要查浅表淋巴结？淋巴结肿大的意义有哪些？

在我们身体的许多部位都有淋巴结，它是身体的一种重要防御机构，当细菌侵入组织后，它起到一个"屏障"的作用，防止病原菌进入淋巴管和血液循环造成感染，其结果是引起局部淋巴结炎，表现局部淋巴结肿大和疼痛。

因此，查出浅表淋巴结肿大，多数与疾病有关。淋巴结肿大的主要疾病有淋巴结炎、淋巴结结核、淋巴结转移性癌、恶性淋巴瘤等。

29. 肛门出血是痔疮还是癌症？肛门指诊检查有必要吗？

造成肛门出血的最常见原因就是痔疮。儿童最常见的肛门出血是肛裂，其次是直肠息肉。中老年若突然发生肛门出血，除考虑痔疮外，还需注意是否有癌症的可能性，经由肛门指诊及直肠镜检查，可以对这些病症加以区别。

肛门指诊，亦称"直肠指检"，是体检中最不受欢迎的一项检查，直肠指检会让人有些不舒服，涉及隐私部位，有些人不愿意接受，会放弃肛门和直肠检查，这是极其不可取的。因为早期直肠癌几乎没有任何症状，很多时候，直肠指检是早期发现直肠癌的最简易的办法（也可以通过直肠镜检或肿瘤标记物来发现）。80%的直肠癌可以由此检出"肿块"，并进一步细胞学检查以确诊。早期直肠癌的预后是比较好的，生存期可达十几年甚至几十年。

直肠指检的缺点是被检查者觉得难受，但一般是可以忍受的。建议在患有新鲜肛裂或血栓性外痔时，暂时不做肛指检查，其他人都应接受检查。体检医生要想方设法减轻肛指检查时的难受程度：如指套涂石蜡油要多到欲滴的程度、动作轻柔等。

典型的直肠癌呈菜花样，质地较硬，向肠腔内突出或呈肠壁溃疡，指套可有血迹。当然，也不要把直肠内的其他肿块都当作直肠癌，如大的直肠息肉、纤维化的内痔、异位的子宫颈、直肠的子宫内膜异位症、干涸的粘在直肠壁的粪块。因此，在进入健康体检前，最好先解清粪便。

参加健康体检的朋友们，请不要放弃肛指检查。尤其是有便血的，或40岁以上者。用一分钟不到的"痛苦"换来几十年的"健康"，是很有必要的。

30. 痔疮引起的原因及如何治疗？

外痔是由于肛门皮下的血管被血栓塞住，导致肛门附近发生红肿、充血及疼痛等症状；而内痔通常与便秘及用力解大便有关。至于怀孕妇女的内痔，则是由于子宫压迫下腹部血管使回流受阻而造成痔静脉曲张形成的。

外痔通常可用冷敷来减轻症状。在急性期采用切开取出血块，这种切开术的愈合很快。当然也可采用止痛软膏或栓塞剂药物治疗。

痔疮塞剂及软膏，可能发生过敏反应，其症状是皮肤感到刺激和疼痛，或痒，如有此情况发生应立即停止使用，不良反应会消失。另外，不宜长期使用同一种塞剂或软膏。

内痔在排除其他可能导致直肠出血的原因后，可采用局部止痛药膏、浸泡生理盐水或硼酸水坐浴，也有益处。更重要的是改变饮食习惯，多吃纤维类食物及服用软便药物，使粪便软化，易于通过肛门，使症状减轻。

痔疮在以下情况下可能发作，应当尽量避免：吃辣、饮酒、便秘、劳累。多清洗对痔疮的治疗有利。

对于已突出肛门口的内痔，可采取痔疮底部药物注射使之缩小。或行结扎手术及切除术治疗。

31. 健康体检时发现肝、脾增大的意义？

（1）肝脏增大

肝脏增大包含两种含义：一种是指肝脏经检查、实际测量后体积比正常增大；另一种是指因各种原因导致肝脏位置下垂，检查时在右肋缘下可以触摸到肝脏。因此肝脏增大的原因诊断必须结合有关的实验室检查、B超及根据肝脏的质地软硬来确定是否为病理状态。肝脏大可以是病态，也可以是生理性增大。

① 生理性的肝脏增大

Ⅰ. 肝脏位置下垂：某些原因使肝脏位置下垂，而肝脏的实际体积并没有增大，如肺气肿时膈肌位置下移，使位于膈肌下面的肝脏也向下推移；又如消瘦者大多数都有内脏下垂；此外，肋膈角形状、呼吸的深浅也会影响肝脏的触诊。

Ⅱ. 正常肝脏的生理变动：流经肝脏的血液每分钟可在 1 085~1 845 ml，血流量增加则肝脏体积增加，并非肝脏本身的病变。引起肝脏血流量增加的因素有消化功能增强、运动量剧增、代谢旺盛、大量饮水、重症感染等，这种情况下的肝脏大对身体不产生重大影响。

②病理状态的肝脏肿大

Ⅰ．某些感染性疾病引起的肝大，如病毒性肝炎、肝脓疡、肝梅毒、肝吸虫病、血吸虫病、肝包虫病、黑热病等。

Ⅱ．淤血性肝大，见于心力衰竭时，如风湿性心脏病、冠心病、先天性心脏病、心肌病、肺心病、缩窄性心包炎等。

Ⅲ．胆汁淤积性肝大，因胆道内炎症、寄生虫、肿瘤或胆道外的肿瘤压迫胆管后，使肝内或肝外胆管阻塞而引起胆汁淤积，使肝脏肿大。

Ⅳ．肝脏肿瘤，如肝癌、肝囊肿等。

Ⅴ．某些代谢性疾病，如高雪病、脂肪肝。

Ⅵ．肝硬化。

Ⅶ．中毒性肝肿大。药物或化学制剂引起肝大及黄疸。

（2）肝脏增大

健康体检时，在正常状态下一般触摸不到脾脏，如果仰卧或右侧卧位能够触摸到脾脏边缘即认可为是脾脏大。在健康体检中 B 超发现脾脏增大者，大约占 15% 是手法检查没有查到的。B 超显示脾大是经过实际测量的，即是真性的脾脏增大，当手法能触及时，脾脏常常已增大 1 倍以上。

引起脾脏增大的原因有：

①感染性脾大：各种急慢性感染，如伤寒、副伤寒、黑热病、血吸虫病、疟疾、病毒性肝炎、败血症、晚期梅毒等。

②淤血性脾大：斑替氏综合征、肝硬化、慢性心力衰竭致心源性肝硬化、慢性缩窄性心包炎、门静脉或脾静脉血栓形成。

③增生性脾大：多见于某些血液病，如白血病、溶血性贫血、恶性淋巴瘤等。

④脾脏恶性肿瘤：较罕见，如脾脏囊肿、播散性红斑狼疮、皮肌炎、结节性多动脉炎、高雪病等。

因脾脏增大原因较复杂，除少数人为生理性外，都应在医生指导下寻找病因，并且应该定期去医院复查。

32. 脂肪肝的成因与不及时逆转的后果是什么？

脂肪肝主要为肝细胞中的脂肪堆积过多，超过生理含量。正常人肝脏内脂肪含量约占 5%，当肝细胞内脂肪含量高于 10%，或在组织学上肝实质脂肪化大于 50% 时，称为脂肪肝。

引起脂肪肝的原因很多，常见的有糖尿病、高脂血症、长期营养过剩致人体肥胖、肝炎恢复期的过度营养、一些慢性病（如糖尿病、结核等）引起肝营养不良，或者长期大量饮酒、某些药物（抗结核药、皮质激素）的作用等，大量的脂肪进入到肝细胞内，肝功能受到损害，可使氨基转移酶升高。另外，随着人们生活水平的提高，饮食中脂肪摄入大大增加，单纯性脂肪肝的发病率明显上升。据资料统计，在一般人群中，脂肪肝发病率为 5%~10%，在肥胖人群中高达 20%~30%。严重的单纯性脂肪肝亦可影响肝功能，甚至发生肝硬化。

脂肪肝患者体重多超过年龄与身高的标准，多无自觉症状。重度脂肪肝，血脂升高，出现肝功能异常。

脂肪肝现已超过病毒性肝炎，千万不要把脂肪肝这种"富贵病"不当成病，不少患者因为对脂肪肝有错误认知，患病后，没有积极治疗，不及时逆转，最后拖成了肝硬化。

所以预防或治疗脂肪肝是非常重要的，预防脂肪肝主要包括控制饮食，少食高脂肪、高胆固醇的食品，戒烟忌酒，多吃新鲜蔬菜、水果、豆制品和粗粮，增加有氧运动，控制体重增长。如果同时伴有氨基转移酶增高者，可用药物治疗。

33. 体检中检测出携带乙肝病毒如何处理？

对受检者本人来说，体检时一旦查出携带乙肝病毒应该到正规的传染病医院或综合性医院传染科进行详细检查。包括肝功能、乙肝三系标志物，必要时检测 HBV-DNA。若肝功能正常，又无任何临床症状，可不给治疗，但需要进行动态观察，每3~6个月到医院检查一次。

乙肝病毒携带者应养成良好的生活习惯，如戒酒、劳逸结合，心理上不要有压力，像普通人一样生活。

对肝功能受损、有临床症状的乙肝患者则需积极治疗。未婚者暂缓结婚，更不能怀孕生育，对乙肝标志物阴性的配偶和乙肝病毒携带母亲所产婴儿要进行正规乙肝疫苗预防接种，可有效预防乙肝传染。还要强调的是，乙肝患者的抗病毒治疗，不可盲目追求"全转阴"，其实，这是不现实也是没有必要的，转阴的目标应是针对HbeAg和HBV-DNA，只有HbeAg和HBV-DNA转阴，抗Hbe复阳，就可能使患者症状得到改善，防止复发，阻止肝纤维化、肝硬化以至肝癌发生。

事实上，医学研究证明乙肝病毒主要通过血液传播、母婴传播和性传播，正常的社交活动是不会传播乙肝的，只有当接触者的皮肤黏膜或消化道有破溃，并感染了带病毒者的血液，才有可能被传染，所以乙肝病毒携带者与同事、同学等人群之间的一般性接触如谈话、握手、坐车、接触书本等不会直接构成威胁。如果接触者注射过乙肝疫苗，体内产生了抗体，则与带病毒者接触亦不会被传染。

34．甲状腺结节与肿块怎么理解，如何正确选择无碘盐？

甲状腺结节是医生对做颈部触诊或者B超检查时发现甲状腺内有结节状的肿物的一种描述，小到几毫米，大到几厘米。

甲状腺结节是一种常见病，根据流行病学研究，在非缺碘地区5%~10%的成年人甲状腺能触及结节，随着高分辨率超声检查（能分辨2 mm的结节）的广泛应用，甲状腺结节的发病率急剧上升。在随机选择健康人群甲状腺结节的检出率可高达17%~67%。

甲状腺结节好发于女性（女∶男＝6.4∶1.5）、老年、有射线暴露史群体。长期以来认为碘缺乏与甲状腺结节的发生关系密切，但越来越多的证据表明许多结节性甲状腺疾病也发生在碘非缺乏地区。另外，发现结节并不能直接说明其是良性还是恶性。

在众多甲状腺结节中，只有 1%~5% 是甲状腺癌。如何筛选出这部分患者，在临床显得尤为重要。许多甲状腺疾病可引起结节的发生，可以是良性或恶性病变。对 B 超检查中发现"边界不清、有钙化点、血流丰富"等征象的甲状腺结节，需要多加注意，密切随访。

自从碘盐开始推行以来，也有很多质疑的声音。诚然碘元素是重要微量元素之一，但如果摄入过量，也会对身体造成严重影响。碘过量会使甲状腺功能受损，导致甲状腺炎、甲状腺功能不足或亢进，甚至甲状腺癌。而碘摄入过量同样也会对智力产生影响，碘过量对大脑的影响虽不如碘缺乏那么明显，但过量的碘负荷可使脑重量减轻，学习记忆力下降。中国人在食物烹调过程中，为了提味提香，都会使用一定量的食盐。而食盐摄入过量，就会导致其中添加的碘元素摄入过量，从而导致甲状腺的各种疾病发生。

人们所需的碘，大部分来自饮食，比如海带、贝类、绿色蔬菜、乳类等，其中海带、海藻等食物含碘量最为丰富。当地水源中的碘含量也与碘的摄入成正比。所以上述食品食用较多的地区或者高水碘地区的人们完全可以食用无碘盐。

食用加碘盐需要具体问题具体分析。加碘盐应当在缺碘地区内大力推广，减少缺碘造成的疾病，而在盛产海带、海藻等沿海城市或高水碘地区，应该提供无碘盐，以避免碘摄入过量造成的健康问题。

35．检查腹股沟疝、下肢静脉曲张的意义是什么？

（1）腹股沟疝

腹股沟疝多见于中老年者，腹股沟区的"疝块"在咳嗽或久站后出现，平卧或用手挤压可缩小或消失，病因主要是腹壁肌肉薄弱和腹腔内压力增高（如慢性咳嗽、便秘、排尿困难等）。手术治疗是最有效的方法，术后 3 个月内应避免重体力劳动。

（2）下肢静脉曲张

下肢静脉曲张多发生于从事持久站立、体力劳动强度高或久坐少动的人群。症状有下肢浅静脉扩张、伸长迂曲，踝部可有轻度水肿，色素沉着或湿疹，严重者可并发血栓性浅静脉炎，慢性溃疡及曲张静脉破裂出血。本病多因静脉壁软弱、瓣膜缺陷及浅静脉内压力升高所致，有一定的遗传倾向。

建议去血管外科处理，手术治疗是最根本的方法。非手术治疗包括使用弹力袜或弹力绷带、硬化注射治疗等，平时应避免久站久坐，间歇性抬高患肢。

36．怎么确诊是过敏体质，过敏原怎么查?

过敏性体质是指易发生各种过敏反应的机体状态。过敏反应则是指当某种过敏原通过吸入、食入、注射或接触等途径进入人体后，机体出现一组器官或全身性的免疫反应，导致相应器官的功能障碍或组织损伤。

在临床上很多过敏性疾病的发生与发展都与接触了过敏原有关。而临床上多数过敏性疾病的患者通常只是做缓解症状的治疗，没有找到引发过敏的真正原因，因而也就做不到针对性的预防和治疗，导致病情反复加重、迁延不愈。因而建议经常过敏的患者，一定要做一下过敏原筛查检测，查清楚到底是接触性的、食入性的还是吸入性的过敏原引起的过敏反应，以便从根本上解决问题。千万不要把过敏当成小毛病而忽略了检查和治疗，最终导致严重的后果。

过敏原因不明的患者，尤其是湿疹、荨麻疹、过敏性鼻炎、哮喘、银屑病患者都应做过敏原检测，对预防和治疗疾病都有很大的帮助。

过敏原筛查可以分为这样几种：① 吸入性过敏原筛查实验；② 食入性过敏原筛查实验；③ 吸入性过敏原分类检查（如尘螨、花粉等）；④ 食入性过敏原分类检查。

37．前列腺增生的分度和分期有何区别?

前列腺增生的分度和分期是有很大区别的，不能混淆。

（1）前列腺增生的分度

前列腺直肠指检的分度是为了便于较正确地记录直肠指检时前列腺增生情况，前列腺分度分为四度：

第一度增大：腺体大小较正常增大 1.5~2 倍，中间沟变浅，突入直肠之距离为 1~2 cm，估重为 20~25 g。

第二度增大：腺体超过正常的 2~3 倍，中间沟可能消失，突入直肠超过 2~3 cm，估重为 25~50 g。

第三度增大：腺体超过正常的 3~4 倍，中间沟消失，突入直肠超过 3 cm，估重为 50~75 g。

第四度增大：腺体超过正常值 4 倍，指检已不能触及前列腺底部，一侧或双侧侧沟因腺体增大而消失，估重在 75 g 以上。

（2）前列腺增生的分期

前列腺增生分期是为了能说明疾病的严重程度，前列腺分为三期：第一期为患者排尿困难、尿频、夜尿增多、排尿无力，膀胱壁因排尿费力而出现小梁，但是没有残余尿；第二期系指膀胱逼尿肌开始代偿不全，不能将尿液完全排出而出现残余尿，常常易合并发生慢性细菌性膀胱炎；第三期系指由于长期排尿费力，引起膀胱排空功能减退，发生尿潴留、肾功能不全。

由此可见，前列腺增生的分度主要是描述前列腺的大小；而前列腺疾病的分期则表明增生的腺体对尿道的梗阻程度。前列增生分度仅可说明前列腺腺体增大程度，但不能表明增生腺体对尿道阻塞程度和疾病的严重与否。

38. 眼压的正常值是多少以及查眼压的意义是什么？

眼压是眼球内容物作用于眼球内壁的压力。

正常眼压为 1.3~2.8 kPa（10~21 mmHg），其测定方法主要包括：

（1）指测眼压法

双眼自然向下看，检查者以双食指尖由睑板上缘之上方轻触眼球，其余各指置于前额部作支持，两食指尖交替轻压。根据传达到指尖的波动感，估计眼球压力的高低。这种检查方法简单易行，但只是一种粗略的方法，受检测者的经验影响较大。

（2）眼压计测量法

一般常用的有两种眼压计。一种为接触眼压计，另一种为非接触性的气动眼压计。

眼压间断或持续性升高超过眼球所能耐受的程度，给眼球各部分组织和视功能带来损害，导致视神经萎缩、视野缩小、视力减退，甚至失明即是青光眼。一般眼压＞3.20 kPa（24 mmHg）为病理性高眼压，但一次眼压偏高不能诊断为青光眼，而一次眼压正常也不能排除青光眼，因此需重复多次测量。此外，诊断青光眼还需结合眼底、视野等检查。

39. 做眼底检查的意义及临床包括哪些病变?

眼底就是眼球后部的组织，即眼球的内膜——视网膜、视盘、黄斑和视网膜中央动脉、视网膜中央静脉。正常人的眼底呈橘红色，明亮而具有光泽，无视盘水肿，黄斑正常，可以清晰地看到视网膜动脉和静脉。视网膜动脉和视网膜静脉总是相伴而行，动、静脉直径比值约2∶3。眼底检查十分重要，可以把它当做了解其他脏器、血管情况的窗口，许多疾病都可以从眼底的变化反映出来。如高血压患者的眼底可见到视网膜动脉硬化，糖尿病患者的眼底可见毛细血管瘤、小的出血点和渗出物，这就在一定程度上反映了全身的血管改变情况。

临床上常见的眼底病包括：视网膜静脉阻塞、视网膜动脉阻塞、糖尿病性视网膜病变、高血压视网膜病变及黄斑部病变，而黄斑部病变包括中心性浆液性脉络膜视网膜病变、老年黄斑变性、视网膜脱离等。

40. 咽喉部检查包括的内容及常见疾病有哪些?

（1）咽喉部检查的内容

① 口咽部：注意硬腭、软腭，悬雍垂有无畸形、运动如何，黏膜有无白斑或溃疡、血肿、疱疹，舌腭弓及咽腭弓有无充血、红肿；观察扁桃体肿出程度，表面有无分泌物、假膜、溃疡、异物、肿瘤，挤压扁桃体时有无分泌物溢出；注意咽后壁及咽侧壁黏膜有无充血、瘢痕、萎缩、淋巴颗粒增生肥大，咽侧索有无干痂附着，有无脓肿、肿瘤或溃疡。

② 喉咽部及喉部：用间接喉镜检查，详察舌根有无淋巴组织增生；注意会厌谿、会厌、梨状窝、杓状隆突、杓状软骨间区、室带、声门裂、声带、前连合及声门下区等部的形状及黏膜色泽，有无红肿、水肿、溃疡、分泌物、假膜及肿瘤等，并注意声带在呼吸与发音时的运动情况。

③ 喉外部：注意各软骨的外形，有无增厚、触痛；平静、深呼吸、发音、吞咽时喉部的移动情况；颈部淋巴结有无肿大、压痛、能否活动；用手指左右推动喉部时，有无摩擦音。颈部淋巴结肿大，可作超声波检查，必要时行颈部 X 线摄片检查。

（2）咽喉部的常见疾病

① 慢性咽炎：咽部常见病，为咽部黏膜、黏膜下及淋巴组织的弥漫性炎症，可独立存在，也可继发于上呼吸道其他部位炎症或许多全身性疾病。病因可分为慢性感染性咽炎、慢性变应性咽炎、慢性反流性咽炎、慢性萎缩性咽炎。患有各种鼻病、长期张口呼吸及鼻涕后流、受慢性扁桃体炎的影响以及长期烟酒过度或受粉尘、有害气体刺激等都可引起慢性咽炎。

② 腭扁桃体肥大：又称扁桃体肥大，过度肥大者可有睡眠呼吸、吞咽及发音等功能障碍。

③ 腺样体肥大：又称咽扁桃体肥大，为咽扁桃体病理性增生肥大，常起于咽部感染和反复炎症刺激。在寒冷、潮湿和气候多变的地区比较常见。本病最常见于儿童，儿童期急性传染病、营养不良和体质因素等亦可诱发，且身体的正常发育与健康却有较深远的影响。临床表现：咽鼓管堵塞，听力减退，耳闷，气喘，咳嗽，头痛，低热，腺样体面容，消瘦乏力，注意力不集中等。

④ 打鼾：随着肥胖人群增多，肥胖引起咽部组织拥挤，导致呼吸阻塞，使经过口、鼻的气流停止达 10 秒甚至更长时间，造成血液内氧含量下降。夜间睡眠鼾声如雷，有憋气憋醒、多梦、遗尿、阳痿、晨起头痛等症状。由于夜间睡眠质量不高，患者白天常有嗜睡、记忆力减退、注意力不集中等现象，这就是阻塞性睡眠呼吸暂停综合征，简称鼾症。长期不愈的重症患者可并发高血压病、心律失常、心肺功能衰竭。

⑤ 声带息肉：声带息肉多见于职业用声或用声过度的人。声带息肉多为一侧单发或多发，颜色呈现灰白色半透明，有时为红色小突起，双侧声带游

离缘中 1/3 处，有结节状隆起，其治疗是经保守治疗无效后考虑手术。

41. 鼻腔部检查的内容及常见疾病有哪些？

（1）鼻腔部检查

①外鼻检查：观察外鼻有无畸形，皮肤有无肿胀、缺损，色泽是否正常，触诊有无压痛、增厚、变硬，鼻骨有无骨折、移位及骨擦音。

②鼻腔检查

Ⅰ．鼻前庭检查：以手指将鼻尖抬起，观察鼻前庭皮肤有无充血、肿胀、皲裂、溃疡、疖肿、隆起及结痂，有无鼻毛脱落等。

Ⅱ．前鼻镜检查：左手持前鼻镜，先将前鼻镜的两叶合拢，与鼻底平行伸入鼻前庭，不可越过鼻阈。右手扶持受检者头部，随检查需要变动头位。缓缓张开镜叶，依次检查鼻腔各部。先使受检者头位稍低（第一位置），由下至上顺序观察鼻底、下鼻道、下鼻甲、鼻中隔前下部，再使受检者头后仰 30°（第二位置），检查中鼻道、中鼻甲及嗅裂和鼻中隔中部，再使受检者头后仰至 60°（第三位置），观察鼻中隔上部、鼻堤、中鼻甲前端等。注意鼻甲及黏膜有无充血、贫血、肿胀、肥厚、萎缩，中鼻甲有无息肉样变，各鼻道及鼻底有无分泌物及分泌物的性状，鼻中隔有无偏曲、穿孔、出血、血管曲张、溃疡糜烂或黏膜肥厚，鼻腔内有无新生物、异物等。如下鼻甲肥大，可用 1% 麻黄碱生理盐水收缩后再进行检查。检查完毕，取出前鼻镜时勿将镜叶闭拢，以免钳夹鼻毛。

Ⅲ．鼻咽镜检查：医生左手持压舌板、压下舌的前 2/3，将后鼻镜送入软腭与咽后壁之间，检查后鼻孔、各鼻甲及鼻道的后缘、咽鼓管咽口、咽隐窝及鼻咽顶部。

③鼻窦检查：观察各鼻窦局部皮肤有无红肿、隆起，中鼻道及嗅裂有无分泌物、息肉或新生物，眼球有无移位或运动障碍，局部有无叩痛、压痛，骨质吸收或有破坏者可有乒乓球感或实质性感觉。另外，可行体位引流或上颌窦穿刺冲洗。

④鼻腔及鼻窦内镜检查：鼻内镜分硬管镜和纤维镜。可清晰地观察鼻腔

各部，鼻咽及各鼻窦的开口，还可以在直视下取活组织检查及凝固止血等。

⑤ 鼻部影像学检查：常用方法有鼻窦 X 线片、鼻窦 CT、鼻窦 MRI。鼻窦 CT 是鼻内镜手术基本的辅助检查，可采用冠状位或轴位扫描，能清晰显示鼻腔、鼻窦细微的解剖结构，对鼻腔、鼻窦疾病诊断具有重要的临床意义。鼻窦 MRI 对于软组织具有较高的分辨力，对诊断鼻息肉、鼻窦囊肿、肿瘤具有重要的临床意义。

（2）体检中鼻部的常见疾病

① 鼻息肉：鼻息肉是一种常见的鼻部疾病。此病多见于成年人，儿童很少发生。鼻息肉常发生于鼻腔的筛窦区、中鼻甲的游离缘及上颌窦口处。息肉较小时不容易被发现，当息肉长大到某种程度时，鼻子会出现典型的鼻阻塞症状，有时呼吸也感觉困难。

② 鼻中隔偏曲：除绝大多数是鼻中隔骨和软骨发育不均衡所致外，外伤是常见原因，它可引起鼻塞、鼻出血、头痛及邻近鼻窦炎症或容易发生感冒及上呼吸道感染。经查确诊，应手术治疗。

③ 过敏性鼻炎（变态反应性鼻炎）：过敏性鼻炎分为季节性鼻炎和常年性鼻炎。

Ⅰ. 季节性鼻炎：主要由花粉引起，发病有显著季节性是季节性鼻炎的临床特点。另一特点是地区性，一些患者迁移到气候、地理条件不同的另一地区时，因植物种类的差异可不发病，过若干年后也可能由于当地某种花粉反复致敏而再度发病。

Ⅱ. 常年性变态反应性鼻炎：本型鼻炎主要由常年接触的某些变应原引起，如室内尘土、尘螨、真菌、动物皮屑、羽毛等。本病无季节性，真菌过敏者可有季节性加重，常年发病。本病症状与季节性鼻炎相同，但严重程度不如其重。患者眼部症状较轻或无，主要是发作性喷嚏、鼻塞和流涕。

④ 急性鼻炎

Ⅰ. 初期：多表现为一般性的全身酸困，鼻及鼻咽部发干灼热，鼻黏膜充血、干燥。切忌用力擤鼻，以免炎症扩展引起中耳炎或鼻窦炎。

Ⅱ. 急性期：渐有鼻塞、鼻分泌物增多、喷嚏和鼻腔发痒，说话呈闭塞性鼻音，嗅觉减退。鼻黏膜充血肿胀，分泌物可转为脓样。全身有不同程度的发热、头胀、头痛等。

Ⅲ．末期：鼻塞逐渐减轻，脓涕也减少，若不发生并发症，则数日后可自愈。并发炎症亦可向下蔓延，发生咽喉、气管和肺的炎症。

⑤鼻窦炎：鼻窦炎常继发于上感或急性鼻炎，出现鼻塞、流黏脓性鼻涕量多不易擤尽、嗅觉障碍、局部疼痛和头痛，且有畏寒、发热、食欲缺乏、便秘、周身不适等症状。

42．耳部检查的内容及常见疾病有哪些？

（1）耳部检查的内容

耳检查主要包括耳镜检查、咽鼓管功能检查、听力测验、前庭功能检查、瘘管试验和其他检查。一般先观察耳郭的大小、位置、有无畸形及两侧是否对称，耳郭和乳突部及耳周围淋巴结有无肿胀、触痛和压痛。

（2）耳部常见疾病

①外耳道炎：弥漫性外耳道炎急性者表现为耳痛，可流出分泌物，检查亦有耳郭牵拉痛及耳屏压痛，外耳道皮肤弥漫性红肿，外耳道壁上可积聚分泌物，外耳道腔变窄，耳周淋巴结肿痛，慢性者耳发痒，少量渗出物，外耳道皮肤增厚、皲裂、脱屑，分泌物积存，甚至可造成外耳道狭窄。

②外耳道疖肿：外耳道疖肿时耳痛剧烈，张口咀嚼时加重，并可放射至同侧头部，多感全身不适，体温或可微升，当肿胀严重堵塞外耳道时，可有耳鸣及听力减退，检查有耳郭牵引痛及耳屏压痛，外耳道软骨部皮肤有局限性红肿，红肿成熟破溃后，外耳道内积脓流出耳外，此时耳痛减轻，外耳道后壁疖肿严重者可使耳后沟及乳突区红肿，应注意与急性乳突炎鉴别，急性乳突炎者多有急性或慢性化脓性中耳炎病史，发热较明显，无耳郭牵拉痛，而有乳突部压痛；有鼓膜穿孔或鼓膜明显充血，脓液较多。

③鼓膜穿孔：能够引起鼓膜穿孔的原因很多，主要分为外伤性（直接或者间接外力作用）鼓膜穿孔和炎性鼓膜穿孔，前者如钝性工具（包括掌、拳等）打击、颅底骨折，爆炸、挖耳不慎、针刺，烫伤甚至昆虫入耳均可引起，外伤性鼓膜穿孔主要指间接外力作用所致的外伤性鼓膜穿孔，炎性鼓膜穿孔

主要见于急性中耳炎和慢性中耳炎所引起。鼓膜穿孔的临床表现是，听力从正常到中度耳聋，自觉有阻塞感，甚至耳痛。数小时后由于渗出液产生，耳痛症状减轻，常伴有耳鸣。初起时仅见鼓膜单纯性充血，随着鼓膜内陷，出现点状出血，引起感觉神经性耳聋，爆炸性鼓膜穿孔，因鳞状上皮内翻进入鼓室而形成鳞状上皮囊肿，容易继发感染。

④ 渗出性（卡他性）中耳炎：中耳炎表现为耳内闷胀或堵塞感、听力减退或耳鸣等，常发生于感冒后，儿童为多发人群。

⑤ 耵聍栓塞：耵聍栓塞是指外耳道内耵聍分泌过多或排出受阻，使耵聍在外耳道内聚集成团，阻塞外耳道。耵聍栓塞形成后，可影响听力或诱发炎症，是耳鼻喉科常见病之一。耵聍栓塞的程度及部位不同，症状有异。外耳道未完全阻塞者，多无症状。

⑥ 先天性耳前瘘管：先天性耳前瘘管是常见的外耳道先天畸形，是第一鳃沟的遗迹，常为染色体显性遗传，后代瘘管显性超过1/3。

⑦ 突发性耳聋：突发性耳聋是一种突然发生的原因不明的感觉神经性耳聋，须到耳鼻喉科及时诊治。

43. 神经性耳聋与传导性耳聋的区别是什么？

（1）神经性耳聋

神经性耳聋是指内耳听觉神经、大脑的听觉中枢发生病变，而引起听力减退，甚至听力消失的一种病症，常常伴有耳鸣。现代医学暂时不能根治。

可能出现神经性耳聋发病原因可有如下几种：

① 小儿在患病后连续使用耳毒性抗生素所引起的药物性中毒所致神经性耳聋。

② 由病毒感染或内耳血管栓塞引起的突发性耳聋。

③ 患传染病如脑膜炎、麻疹、伤寒等所致的传染性耳聋。

④ 由外伤或爆震、噪声引起的爆震性耳聋等。

⑤ 老年性耳聋。

中医学认为，耳为肾之窍，为十二经脉所灌注，内通于脑。其病因病机有风热侵袭、肝火上扰、痰火郁结、肾精亏损、脾胃虚弱等几种。

临床表现以听力障碍、减退甚至消失为主要症状，患者常自觉耳中有蝉鸣或其他各种声响，在安静环境中患儿感觉更明显。可伴有发热、头痛、烦躁不安、腹胀、腰酸乏力等多种全身症状。

护耳要学会控制情绪。有一些性格暴躁的人，易患精神性耳聋，遇到急事或者突发事件，不会自我调节，大发脾气、火气很旺，引发精神性耳聋。

很多老年人患有血管硬化、骨质增生，使螺旋器毛细胞和螺旋神经节供血不足，发生中枢神经系统功能衰退，导致听力减退。一旦发现听力下降，应该及时就医，通过改善血液循环，佩戴助听器进行矫正，是可以抑制或者延缓神经性耳聋的加重速度的。

（2）传导性耳聋

该病病程可以是急性，常伴有疼痛、发热等症状，需立即对症治疗；也可以是慢性的，慢性化脓性中耳炎是中耳黏膜、骨膜或深达骨质的慢性炎症，其病因可以是急性中耳炎迁延不愈、咽鼓管阻塞、鼻部鼻咽部慢性病变等。

传导性耳聋的特征：

① 环境噪声对传导性聋患者的听力干扰轻微，这种患者在噪声较大的环境中接受语言的能力往往和正常者相仿。

② 传导性聋的听力损失一般不超过 60 dB，因大于 60 dB 的声音可经颅骨直接传入内耳。

③ 音叉检查：林纳试验气导大于或等于骨导，韦伯试验偏向患侧耳，施瓦巴赫试验骨导延长。

④ 电测听（听力图）：骨导曲线正常或接近正常，气导曲线听力损失在 30~60 dB，一般低频听力损失较重，存在气骨导间距。

⑤ 声导抗检查：通过鼓室导抗图和声反射来判断。

⑥ 言语测听法：正常情况下言语判别得分可达 90%~100%，传导性聋言语判别阈提高而言语判别得分不受影响，耳蜗病变所致感音神经性聋不仅言语判别阈提高，而且言语判别得分降低。听神经病变言语判别得分下降更明显。

传导性耳聋也是常见的耳聋类型，也是治疗效果较好的一种耳聋。传导性耳聋的致病原因很多，但是比较常见的是中耳炎，因此防治中耳炎是预防传导性耳聋的重要方法。

44．打鼾是病吗？如何治疗？

你是否尽管睡了一夜，醒来还是觉得十分疲惫；白天犯困，注意力不集中，记忆力下降；早晨醒来口干舌燥、头痛；夜间还打鼾？这些都可能是阻塞性睡眠呼吸暂停低通气综合征在作祟。

治疗方法：

（1）行为措施治疗法

① 减肥：越胖的人打鼾越严重。脂肪积存在脖子周围，压迫气道使之变得狭窄，脖子胖一圈，气道就窄一圈。减肥减到 BMI 低于 24 以下，打鼾会好很多。

② 侧卧睡眠：仰卧睡眠时舌体容易后坠压迫气道，侧卧时舌体不会向后压迫气道，鼾声会明显减小。

③ 戒烟戒酒，避免晚上喝浓茶、浓咖啡：吸烟会造成慢性缺氧，因烟草燃烧时会产生一氧化碳，和血红蛋白结合后挤占和氧气结合的位点。另外，烟、酒、茶、咖啡都能增加神经兴奋性，这种兴奋性是一种预支形式的兴奋，当停止饮用烟、酒、茶、咖啡时，睡眠时无论是呼吸中枢的神经支配，还是气道周围肌肉的神经支配，都会出现比正常情况更不兴奋的情况。

④ 解除鼻阻塞：气道是一个从鼻腔到肺连续的整体，任何部位发生狭窄阻塞都会造成打鼾或者睡眠呼吸暂停，所以积极治疗鼻炎等疾病，改善鼻通气会有助于睡眠呼吸的通畅。

⑤ 不服用具有中枢抑制作用的安眠药：有些安眠药通过抑制中枢神经的兴奋，使人进入睡眠状态。但这类安眠药也会抑制呼吸中枢的兴奋，导致睡眠期间人对缺氧的感知能力下降，出现严重的低氧血症或者睡眠呼吸暂停仍然不能代偿或者清醒，增加疾病的危害。

⑥ 保持经常运动：运动有助于提高神经和肌肉的兴奋性和紧张度，有助于维持气道周围肌肉在睡眠中的张力，减少气道塌陷。

（2）呼吸机治疗法

现代呼吸科拥有三大分支：传统呼吸疾患（肺气肿、慢阻肺等）、急救医学、部分睡眠障碍。而打鼾／睡眠呼吸暂停属于睡眠呼吸障碍。打鼾和阻塞性睡眠呼吸暂停都是因为气道狭窄塌陷造成的，那么从外界提供气流压入呼吸道，就可以冲开阻塞的气道，达到通畅的目的。呼吸机的核心部件是一个提供压力的泵，正压空气通过口鼻面罩压入呼吸道中，冲开气道。

（3）耳鼻喉手术治疗法

打鼾是气道狭窄的表现，而气道狭窄不一定是均匀狭窄，有宽有窄，最窄的地方在睡眠时气道塌陷而出现阻塞，成为阻塞点。常见的阻塞点是软腭后缘和舌根部。在仰卧位时软腭和舌根后坠，导致阻塞，出现睡眠呼吸暂停。普通人张开嘴时，我们可以清楚地看到患者的小舌头（悬雍垂），但是打鼾者由于软腭厚、长，难以或者完全看不到小舌头。

悬雍垂腭咽成形术（UPPP），目的就是切除小舌头、肥大的扁桃体、过长的软腭后缘及松弛的咽侧壁黏膜，以防止过长的软腭在睡眠中后坠，接触软腭后缘这个阻塞点。

另外，手术还引入了激光、射频消融等微创理念和方法，进一步减少了患者的手术痛苦。

除了最经典的术式，还有很多改善鼻通气的手术方法，比如下鼻甲消融术、射频组织减容术、低温消融腭成形术、软腭支架疗法（增加软腭刚度，减少后坠塌陷）、鼻中隔偏曲整形等。

值得注意的是，和呼吸机疗法不同，不是每一位打鼾、睡眠呼吸暂停的患者都适合耳鼻喉手术。如果患者只有单一软腭阻塞点，那么 UPPP 手术后效果会很好；如果患者有多点阻塞，只解除某一点阻塞甚至反而会加重其他点的阻塞。所以耳鼻喉手术一定要选好手术适应证。

另外，软组织手术的问题在于：肉切掉之后还可能慢慢长出来——复发。可能刚做完手术，鼾症完全消失，但随着时间的推移，疗效会打折扣。但即使复发，症状也一定会比手术之前要轻。

（4）口腔矫治器疗法

广义的口腔矫治器分为下颌前移器、软腭作用器、舌牵引器。软腭作用器就是用来抬升软腭，解除睡眠时软腭后坠的阻塞点，但由于易产生呕吐反应，患者不耐受而应用减少。舌牵引器是一个真空舌泡，依靠负压吸引舌头向外，解除舌根部的阻塞点，但由于容易脱落、睡相不佳等原因，应用不多。下颌前移器使患者睡眠时下颌保持前伸位置，同时解除舌根部和软腭的阻塞，从而改善打鼾等症状，临床应用最广。

口腔矫治器没有矫治效果，像佩戴眼镜一样，戴上有效果，摘了效果消失，所以每晚都需要佩戴。因其疗效确切，副作用小，对于患有单纯的、轻中度、重度鼾症，但不能耐受持续正压通气呼吸机的患者，口腔矫治器是他们的最佳选择。

（5）正颌手术

导致打鼾的危险因素中，很重要的一条是颌面畸形，如下颌后缩、双颌后缩。下颌后缩的患者一般气道间隙比较窄，如果遇到其他危险因素，如肥胖，舌体肥厚等，很容易出现阻塞点，这些阻塞点在睡眠时导致了气道塌陷和呼吸暂停。

成年人生长发育已经结束，无法通过生长改良的方法改变下颌的长度，单从延长下颌打开气道的治疗角度来说，要么暂时性每晚使用口腔矫治器维持睡眠时的下颌前伸，要么就是通过手术延长下颌的长度。

改变颌骨长度的手术方法叫做正颌手术。颌骨位置前移，可以显著增加患者的气道间隙，因此是打鼾最有效的治疗方式之一。

45. 感冒发热为何一定要抽血化验？

感冒可分为细菌性感冒和病毒性感冒两类。感冒时行血常规检查，有助于临床医生准确判断感冒类型，给出合理的用药方案。细菌性感冒一般会有白细胞计数和中性粒细胞计数升高，而病毒性感冒会表现为白细胞计数正常或偏低，淋巴细胞比例升高。一般而言，治疗病毒性感冒需选用抗病毒药物，而治疗细菌性感冒时则需用到抗生素，不对症下药不但浪费钱财，还达不到治疗效果。滥用抗生素会加速细菌变异并产生耐药性，还可引起肠道菌群失调等，因此根据感冒类型及血象情况合理选用药物尤为重要。

46.心肌梗死和脑梗死是如何发生的，体检能早期预防吗？

（1）心肌梗死

心肌梗死是心肌的缺血性坏死。在冠状动脉病变的基础上，发生冠状动脉血供的急剧减少或中断，使所供区域的心肌严重而持久地急性缺血所致。绝大多数的急性心肌梗死是由冠状动脉粥样硬化所致，少数是由于冠状动脉栓塞、梅毒或炎症所致。

在冠状动脉粥样硬化的基础上，由于管腔狭窄或血栓形成，以及持续的冠状动脉痉挛，使管腔发生持久而完全的闭塞，且该动脉与其他动脉之间未能建立充分的血液循环，使该动脉所供血区域的心肌持续缺血引起心肌坏死。

在冠状动脉粥样硬化、管腔狭窄的基础上，由于休克、心功能不全、心律失常、脱水、出血、外科手术等因素的影响，使心排血量骤减，冠状动脉血流量减少，亦可导致心肌严重而持久的缺血，引起心肌坏死。另外，由于过重的体力劳动、强烈的精神刺激、饱餐、大便用力等因素，使左心室负荷增重、儿茶酚胺分泌增多、心肌氧需要量猛增、餐后血黏度增高、血小板易于聚集，易致血栓形成，均可导致急性冠状动脉供血不足，心肌严重缺血，引起心肌坏死。有些患者心肌梗死是在休息或睡眠中发生，可能是由于迷走神经张力增高，易使冠状动脉痉挛，同时由于心率减慢，心排血量下降，血流量减少，加重心肌缺血，引起心肌梗死。

心肌梗死的发生及梗死范围的大小，主要取决于病变动脉的大小、闭塞的部位、闭塞的速度及其他冠状动脉的通畅情况，闭塞的动脉越大、越靠近开口处，梗死面积越大；闭塞的速度越快，侧支循环形成的少，其他冠状动脉狭窄性病变越严重，则越易发生心肌梗死。

（2）脑梗死

脑梗死是由血管内膜损伤使脑动脉管腔狭窄，进而因多种因素使局部血栓形成，使动脉狭窄加重或完全闭塞，导致脑组织缺血、缺氧、坏死，引起神经功能障碍的一种脑血管病。

引起脑梗死的原因：脑梗死主要有血栓形成及栓塞两类。

① 非栓塞性脑梗死的病因

Ⅰ. 动脉硬化症：在动脉血管壁内，出现动脉粥样硬化斑块的基础上形成血栓。

Ⅱ. 动脉炎：脑动脉炎症性改变多可使血管壁发生改变，管腔狭窄而形成血栓。

Ⅲ. 高血压：可引起动脉壁的透明变性，动脉内膜破裂，使血小板易于附着和集聚而形成血栓。

Ⅳ. 血液病：红细胞增多症等易发生血栓。这也是引起脑梗死的原因一。

Ⅴ. 机械压迫：脑血管的外面受附近肿瘤等因素的压迫，可以出现血管闭塞的改变。

② 栓塞性的脑梗死的病因

常是血流带进颅内的固体、液体或气体栓子将某一支脑血管堵塞。其病因很多，主要为心源性与非心源性两类：

Ⅰ. 心源性：急性或亚急性心内膜炎，一般在心脏病的基础上发生。病变的内膜上由于炎症结成赘生物，脱落后随血液循环入颅发生脑栓塞。诸如风心病、心肌梗死、先天性心脏病、心脏肿瘤、心脏手术等都易造成栓子脱落。尤其是这些心脏病，出现房颤时更易将栓子脱落，均可造成脑栓死。

Ⅱ. 非心源性：气栓塞、长骨骨折时的脂肪栓塞、肺静脉栓塞、脑静脉栓塞都是非心源性脑栓塞的原因。

（3）相关体检项目

定期体检能够有效防范心肌梗死和脑梗死的发生，具体检查项目有：

① 测体重：体重指数可以较准确地反映人体胖瘦程度，反映慢性消耗性疾病的重要提示。定期进行体重检测可预防冠心病的危险因素发生。

② 测血压：定期检测血压有助于早期发现高血压。如血压波动异常，应连续定期检测是否患有高血压。

③ 心电图检查：心电图检查是确定心脏是否正常的一种有效方法。对判断心肌疾患和冠状动脉供血不足，有无心房及心室肥大具有重要的诊断价值。特别是中年人，有自觉难受、心慌、胸闷、胸痛等症状，应及时到医院进行心电图检查。

④ 血糖检查：因糖尿病是引起冠心病的重要危险因素。血糖检查是诊断糖尿病的简便、可靠的指标。定期检查血糖变化，有助于早期发现糖尿病。

⑤ 血脂检查：高血脂时易引起脂类在动脉壁沉积，产生动脉粥样硬化斑块，导致血管壁的功能和结构发生改变，发生动脉粥样硬化。因此，肥胖者及中年人应定期进行血脂的检查，防止心肌梗死和脑梗死的发生。

⑥ 血液流变学检查：血液流变学检查是检测血黏度的指标。长期存在血黏度高的情况，易引起冠心病的发生。

⑦ 胸部X线检查：可观察肺部情况、心脏大小形态变化及有无主动脉硬化情况。

⑧ 眼底检查：许多全身性疾病可引起眼底变化。定期检查眼底，有助于发现高血压、动脉硬化等疾病。

⑨ 血管B超：在动脉出现粥样硬化的形态学改变之前，其血管内皮的功能已明显受损，因此，具有危险因素的人，早期检查血管内皮功能的变化，可预防动脉粥样硬化的发生。颈动脉B超可发现斑块，了解颈动脉硬化的程度。

第三篇 实验室检查

47. 血常规检查内容及意义有哪些?

血常规是医学上最常用的一种实验室检查，是医生诊断某些疾病最重要的依据。如果说心脏是人体的"发动机"，那么血液就是分布于人体全身的"物流系统"，其重量占人体体重的 7%~8%。血液由液体和有形细胞两大部分组成，血常规检验的是血液细胞部分。血液细胞有三种，分别是红细胞、白细胞、血小板，其制造者都是位于骨骼内部的骨髓。

在血常规化验单上，可以通过观察这三种细胞的数量变化及形态分布，判断出患者具体的疾病。比如，若白细胞的数值和分类发生变化通常是患有感染性疾病；如血红蛋白或红细胞的检验值降低则属于贫血；有的人一旦出血就很难止住，往往是由于血小板的减少，而血小板过多又会增加患血栓的风险。此外，有些肿瘤、变态反应性疾病也可以引起血常规检查部分数值的变化。

血常规检查是健康体检的必检项目，能发现很多人体的疾病，如果有乏力、头昏、心慌、皮肤黏膜苍白、出血、发热等情况时，都应该及时到医院做血常规检查。

48. 血液指标检查要求空腹采血的标准是什么?

健康体检空腹采血最佳时间是早上 7∶30~9∶30，最迟不宜超过 10∶00。因为时间太晚会由于体内生理性内分泌激素的影响而使血液状态发生变化，虽然仍是空腹采血，但检测值容易失真（例如血糖值会发生变化）而失去化验的意义。医学上的"空腹"概念是有时间界定的，要求在头天进餐后 8~10 小时，最多不能超过 12 小时，如果超过 12 小时，查出的化验数值不准确了。

49. 空腹验血与随机血化验结果哪种更准确？

一般来说，需要空腹抽血的化验，大部分是做生化检验的项目，如肝功能、血糖、蛋白质、脂类以及电解质钾、钠、氯等。生化检验的各项参考值，均是以健康人的空腹血所测得的数值经统计学处理后获得的。这是因为，当日清晨进餐前所抽取的静脉血，各种生化成分比较稳定，测得的各种数值可以比较真实地反映机体的生化变化。

如果在进食后采血，血液中的生化成分（如血糖、血脂等）会出现暂时性变化，测得的各项结果不能反映机体的真实情况，无法与空腹血所测得的参考值进行比较，因而也就不能做出准确的临床判断。虽说是空腹，但却不必禁水，少量的饮水一般不会对化验产生明显的影响，但应该避免大量饮水，因为造成血液稀释，影响如血细胞计数等检查的结果，使其较真实值偏低。

50. 尿常规检查的意义及注意事项有哪些？

尿液是血液流经肾后，经肾小球滤过、肾小管吸收与分泌作用而形成。尿液成分及其含量的改变不仅受泌尿系统、生殖系统的影响，而且与血液循环、内分泌、消化、代谢、呼吸等系统的生理或病理变化有关。

尿常规检查无痛无创，简单方便，是临床上常用的医学检验方法之一，能够确定尿液之中是否存在红细胞、白细胞、蛋白质、亚硝酸盐、葡萄糖及其他物质，从而可以揭示出许多疾病。尿常规检查通常包括尿的颜色、尿糖、酸碱度、红细胞、白细胞和蛋白质等。

在做尿常规检查的时候，留取尿液不少于 10 ml。女性留取尿液标本时应避开月经期，以防止阴道分泌物混入尿液中，影响检查结果。最好留取中段尿，就是在排尿的中途取尿。

所留尿液应尽快送实验室检查，因为时间长会有葡萄糖被细菌分解、管型破坏、细胞溶解等问题出现，影响检查结果的准确性。

51. 粪便常规检查意义及注意事项？

每年单位组织体检，不少同事都自愿放弃检查大便常规。究其原因，除了样本当时不容易采集外，最主要的问题是多数人对大便常规检查不重视，觉得既尴尬又没必要。其实，大便常规检查是很多"高档"检查所不能替代的，大便的颜色、形状、潜血等与疾病密切相关，大便常规检查也被称作消化道疾病的"警报器"。

大便常规一般能查出的常见疾病有炎症性肠病、溃疡、肠癌、肝硬化、息肉、肠道寄生虫感染、肠道疾病引起的出血等。

大便常规检查主要是对大便中的白细胞、脓细胞、红细胞及寄生虫卵的数量进行检查，如果数值多于或少于正常数值，就提示可能出现了消化道细菌、寄生虫感染及肠道肿瘤等病变。

检查前不要大吃大喝，不要吃鸡血、鸭血、猪血等食物，以免出现假阳性；要取早晨新鲜的大便，留样后应该尽快送去检验，不要超过 2 小时，否则会影响结果；在取便时应该在粪便的各个部分都少量取一些，若便中有脓血时，要采集脓血的部分。

52. 引起便血的原因及需要做哪些检查？

一般来说，便血较多提示下消化道（特别是结肠与直肠）出血。便血且伴有呕血提示上消化道出血。上消化道出血所排出的多是暗红色的血或黑粪，呈柏油样，而下消化道出血所排出的多是较鲜红或鲜红色的血。

（1）引起便血的原因

① 下消化道疾病：Ⅰ. 肛管疾病，如痔、肛裂、肛瘘。Ⅱ. 直肠疾病，如溃疡性结肠炎、结核性直肠溃疡、肛管损伤、直肠损伤、直肠癌等。Ⅲ. 结肠疾病，如急性细菌性痢疾、慢性非特异性溃疡性结肠炎（慢性结肠炎）、结

肠癌等。Ⅳ.小肠疾病，如急性出血坏死性肠炎、克罗恩病、小肠肿瘤等。

②上消化道疾病：如胃、十二指肠溃疡、癌等。

③腹腔内血管疾病：如缺血性结肠炎、急性门静脉血栓形成等。

④全身性及中毒性疾病：如血液病、急性传染病与寄生虫病、流行性出血热、维生素K缺乏病、中毒或药物毒性作用等。

（2）便血的主要检查

①纤维内镜检查：如为柏油样便，则要行纤维胃镜检查；如为鲜血便，则需进行肠镜的检查。

②腹部B超检查：可以明确腹部有无包块及包块的部位、大小等，并可能观察到腹部有无异常淋巴结，从而明确便血的原因。

③选择性动脉造影：对于血管原因造成的便血具有诊断意义。

④粪便常规检查：如大便中有较多的红细胞及白细胞，提示可能为细菌性痢疾引起的便血；如大便镜检发现阿米巴原虫，提示阿米巴痢疾引起的便血；如大便镜检发现血吸虫卵，提示为血吸虫病引起的便血。

⑤粪便培养：如培养出引起便血的致病菌，有助于鉴别细菌性痢疾、伤寒及副伤寒等疾病。

⑥血小板检查：如血小板数降低，提示为各种原因诱发的血小板减少引起的便血。

⑦出血时间及凝血时间测定：如二者均延长，提示为凝血功能障碍引起的便血。

53．大便隐血试验检查的意义与注意事项？

许多体检套餐常不包含大便隐血试验。其实，大便隐血试验是结肠肿瘤筛查的重要指标，对早期发现结肠癌，特别是无症状的高位结肠癌，意义更为重大。当胃肠道出血大于5ml时，隐血试验即呈阳性，提示胃肠道有病变，如炎症、溃疡、肿瘤等，需要做进一步检查。40岁以上人群，特别是有胃肠道肿瘤家族史者，应该将此项检查作为健康体检的必查项目。

隐血检查主要有：①胶体金检法；②邻甲联苯胺法。

试验前的注意事项：

① 一般检验留取新鲜的自然排出的粪便 3~5 g（手指肚大小）送检，必要时可肛拭子采取，放入干燥、清洁、无吸水性的有盖容器内，贴好标识送检。细菌检查的粪便标本应收集于无菌封口的容器内，勿混入消毒剂及其他化学药品。

② 要选取粪便的脓、血、黏液等异常成分进行送检，表面无异常时应从粪便表面、深处及粪端多处取材，采取标本后要盖好盖子及时送检，否则可因 pH 及消化酶等影响，而使粪便中细胞成分破坏分解。

③ 不应留取尿壶或便盆中的粪便标本。若标本中混入尿液，可导致某些项目检测结果出现错误。不应从卫生纸或衣裤、纸尿裤等物品上留取标本，不能用棉签有棉絮端挑取标本。

④ 做大便隐血试验时，应嘱患者检查前 3 日内禁食肉类、含动物血的食物、某些蔬菜，禁服铁剂和维生素 C 等对试验有干扰作用的药物。

54. 血液流变学监测的项目及意义是什么？

全血黏度是血浆黏度、血细胞压积、红细胞变形性和聚集能力、血小板和白细胞流变特性的综合表现，是血液随不同流动状况（切变率）及其他条件而表现出的黏度，切变率低时血黏度高，随切变率的逐渐升高，黏度逐渐下降，最后趋向一个平稳的数值。血黏度增高可意味着机体的病理状态，即高黏滞血症或高黏滞综合征，应积极采取措施预防血栓性疾病。

血黏度是反映血液流动性的指标之一。通常血黏度主要依其高分子化合物的变化，诸如纤维蛋白原、球蛋白、血脂和糖类等浓度增加有关。

红细胞沉降率是指红细胞在一定条件下沉降的速度而言，简称血沉。对于健康人血沉数值波动于一个较狭窄的范围内。在许多病理情况下血沉明显增快。红细胞沉降是多种因素相互作用的结果。

55. 脑血流动力学检测的项目及临床意义是什么？

利用超声多普勒效应来检测颅内脑底动脉环上的各个主要动脉血流动力

学及血流生理参数是一项无创伤性脑血管疾病的检查方法。

由于颅骨较厚，阻碍了超声波的穿透，普通多普勒超声只能探测颅外动脉的血流动力学变化。

而经颅多普勒超声（TCD）能穿透颅骨较薄处及自然孔道，获取颅底主要动脉的多普勒回声信号。它可探测到的血管主要有：颈内动脉颅内段、颈内动脉虹吸部、大脑中动脉、大脑前动脉、大脑后动脉、前交通动脉、后交通动脉、眼动脉、椎动脉、基底动脉、小脑后下动脉。

经颅多普勒超声检查克服了传统的脑血流图的不准确性和脑血管造影的创伤性，同时为 CT、MRI 等影像技术提供了血流动力学参数，可为脑血管病的诊断、监测、治疗提供参考信息，并对能引起脑血流动力学变化的因素进行分析。

经颅多普勒超声通过以下指标反映脑血管的功能状态。

① 血流速度：血流速度反映脑动脉管腔大小及血流量。血流量一定时，血流速度与管腔大小成反比。

② 脉冲指数：反映脑血管外周阻力的大小。此值越大，脑血管外周阻力越大，反之则阻力越小。

③ 音频信号及频谱图波形：反映脑血管局部的血流状态。

56．动脉硬化检测项目的检测方法及临床意义是什么？

动脉硬化是动脉的一种非炎症性病变，是动脉管壁增厚、变硬，失去弹性和管腔狭小的退行性和增生性病变的总称。常见的有：动脉粥样硬化、动脉中层钙化、小动脉硬化三种。动脉粥样硬化是动脉硬化中常见的类型，为心肌梗死和脑梗死的主要病因。

本病病理变化进展缓慢，明显的病变多见于壮年以后，但明显的症状多在老年期才出现。

（1）检查方法

① 实验室检查：本病尚缺乏敏感而又特异性的早期实验室诊断方法。患者多有脂代谢失常，主要表现为血总胆固醇增高、LDL 胆固醇增高、HDL

胆固醇降低、血三酰甘油增高、血 β 脂蛋白增高、载脂蛋白 B 增高、载脂蛋白 A 降低、脂蛋白（α）增高、脂蛋白电泳图形异常，90% 以上的患者表现为 Ⅱ 或 Ⅳ 型高脂蛋白血症。

②血液流变学检查：往往显示血黏度增高，血小板活性可增高。

③ X 线检查：除前述主动脉粥样硬化的表现外，选择性或电子计算机数字减影动脉造影可显示冠状动脉、脑动脉、肾动脉、肠系膜动脉和四肢动脉粥样硬化所造成的管腔狭窄或动脉瘤病变，以及病变的所在部位、范围和程度，有助于确定外科治疗的适应证和选择施行手术的方式。

④多普勒超声检查：有助于判断四肢动脉和肾动脉的血流情况。

⑤血管内超声和血管镜检查：是直接从动脉腔内观察粥样硬化病变的方法。

⑥放射性核素检查：有助于了解脑、心、肾组织的血供情况。

⑦超声心动图检查、心电图检查及其负荷试验：所示的特征性变化有助于诊断冠状动脉粥样硬化。

⑧其他：肢体电阻抗图、脑电阻抗图以及脑电图、脑 X 线或磁共振断层显象有助于判断四肢和脑动脉的功能情况及脑组织的病变情况。

（2）临床意义

检测动脉硬化能早期检测动脉僵硬度，预测未来心血管疾病的发病及死亡的危险；更重要的临床意义在于通过干预各影响因素，用于预判干预的疗效。

57. 低血糖的意义是什么？

低血糖是指人体内血葡萄糖浓度低于正常值。容易出现的症状是面色苍白、乏力、出冷汗、心悸，重者可有视力障碍、定向力丧失、惊厥、昏迷，甚至出现呼吸、循环衰竭而死亡。成人血糖低于 2.8 mmol/L，可认为血糖过低，但是否出现症状，个体差异很大。

如血糖下降明显，且持续时间又长，可引起永久性不可逆的损害。脑神经细胞染色质溶解，细胞变性，脑实质水肿、出血，甚至脑死亡。这些情况当血糖降低致 1.11 mmol/L 时就会发生。

58．血脂检查的意义是什么？

血脂主要是指人体血浆中所含有的脂类物质，包括有胆固醇、磷脂、三酰甘油、非酯化脂肪酸及胆固醇脂等，虽然与人全身的酯类含量相比，人体血浆中的脂类含量只占据极少的一部分，但由于内源性与外源性的脂类物质均需要经过血液的运转，到达人体内各个组织间，因此，也决定了血浆内脂类物质在人体内所起到的重要作用。

近年来，随着医学技术的不断发展，人们也渐渐发现，临床上心血管疾病的发生，与患者体内血脂的变化有着十分密切的关系其中，胆固醇作为人体内不可或缺的一种脂类物质，起着制造激素与维生素原料，构成生物膜的作用，其在人体内最合适的含量应该 ≤ 5.2 mmol/L，若胆固醇升高，直至超过 5.85 mmol/L，则容易对人身体造成直接的危害，并导致冠心病、动脉粥样硬化、心肌梗死等心血管疾病的发生。而三酰甘油作为甘油与长链脂肪酸形成的脂及分子，具有分解产物供给能量与生产、储存能量的作用，若三酰甘油升高，对心血管疾病的发生也会起到一定的影响作用。此外，高密度脂蛋白胆固醇降低、低密度脂蛋白胆固醇增高，与糖尿病、冠心病、心肌梗死等心血管疾病的发生，也有着直接的关系。

59．为什么要把高密度脂蛋白胆固醇和低密度脂蛋白胆固醇作为必查项目以及它们的区别是什么？

我们到医院体检一般都会测定血脂水平，这是对血液中所含脂类进行的一种定量测定方法。胆固醇在血液中存在于脂蛋白中，其存在形式包括高密度脂蛋白胆固醇（HDL–C）、低密度脂蛋白胆固醇（LDL–C）等。高密度胆固醇对血管有保护作用，低密度胆固醇如果偏高，患冠心病的危险因素会增加，因此，这两个重要指标是高密度脂蛋白胆固醇和低密度脂蛋白胆固醇作为血脂检查的必查项目。

高密度脂蛋白胆固醇的含量与心血管疾病的发病率及病变程度呈显著负

相关。其降低常见于动脉粥样硬化或糖尿病时。吸烟、心肌梗死、创伤、糖尿病、甲状腺功能异常、慢性贫血、严重营养不良等疾病或静脉内高营养治疗等也可引起高密度脂蛋白胆固醇降低。

低密度脂蛋白胆固醇是血浆中由极低密度脂蛋白转变而来，是富含胆固醇酯的脂蛋白，其主要功能是运输肝脏中的胆固醇酯。肝脏是人体内合成胆固醇最多的器官，主要依赖低密度脂蛋白（LDL）运抵肝外组织被利用，因此，低密度脂蛋白含量过高也成为诱发高血脂和冠心病的重要危险因素。多以测量低密度脂蛋白胆固醇代表低密度脂蛋白的量。

低密度脂蛋白的含量与心血管疾病的发病率及病变程度有关。低密度脂蛋白增多，主要是胆固醇增多并伴有三酰甘油增多，可见于饮食中富含胆固醇和饱和脂肪酸、低甲状腺素血症、肾病综合征、慢性肾功能衰竭、糖尿病、神经性厌食及妊娠等。其减低，可见于营养不良、肠吸收不良、慢性贫血、骨髓瘤、急性心肌梗死、创伤、高甲状腺血症等。

60. 查前列腺特异性抗原 C（PSA）与游离前列腺特异性抗原 C（FPSA）为什么一定要在"肛指检查"前抽血？

在 1991—2001 年这 10 年间，因为 PSA 与 FPSA 开始广泛应用，前列腺癌的死亡率降低了 27%；主要是因为 PSA 与 FPSA 的应用使得前列腺癌得以早期发现，转移性前列腺癌或者晚期前列腺癌减少。由此可见 PSA 的重要性。

血清 PSA 的升高也许是由于前列腺内细胞的组织结构产生破坏而引起的。因此，当发生前列腺疾病（良性前列腺增生症、前列腺炎、前列腺癌），和有关前列腺操作时（前列腺按摩、直肠指诊、前列腺穿刺），血清 PSA 会升高。例如，发生于前列腺活检后的前列腺损伤，能导致 PSA 释放入循环，也许需要超过 4 周以上的时间才能使 PSA 恢复到基础水平。当然，前列腺疾病的发生还是影响血清 PSA 水平最重要的因素。但 PSA 的升高也许提示有前列腺疾病的发生，但并不是所有患有前列腺疾病的患者 PSA 都会升高，PSA 的升高也不意味着前列腺癌的存在。

骑车、骑马等运动会使 PSA 升高；尿潴留也会使 PSA 升高。

因此，PSA 与 FPSA 检查除了一定要在肛指检查前抽血，还需要注意的是：应在前列腺按摩后 1 周，膀胱镜检查、导尿等操作 48 小时后，射精 24 小时后，前列腺穿刺 1 个月后进行。PSA 与 FPSA 检测时应无急性前列腺炎、尿潴留等疾病。

61. 肾功能检测的意义是什么？

肾功能检测主要指标是血尿素（BUN）、血肌酐（Scr）和血尿酸（UA），也叫"肾功能三项"，能够筛选出肾功能的情况。

预防肾脏疾病，正常人应该每年检查一次肾功能或尿常规。而下列人群应特别重视肾脏疾病的预防：

（1）有肾脏病家族史的人

如果一个家族中，有多个成员患有肾脏疾病，那么其他成员也应该对自身的肾脏关照起来。定期检查，平时养成良好生活习惯，少食高嘌呤食物，多喝白开水，少饮浓茶、啤酒，不憋尿。

（2）中老年人

人的年龄越大，身体器官也会逐渐衰老，肾功能也会减退，肾脏疾病的发病率容易增高。老年人多患有其他疾病，经常用药也容易导致肾脏受损。

（3）合并有慢性病的人

近年来患有糖尿病、高血压、高脂血症等慢性疾病的人越来越多，这些疾病如果不早期得到有效控制，常会造成肾脏损伤甚至尿毒症。对于这些人群来说，除了要寻求医生积极治疗外，平时的饮食要以清淡为主，不要摄入太多盐分，不吃太多含有蛋白质的食物。适当锻炼身体，调整心态。

62. 肺功能检查的主要内容和目的是什么？

健康的肺就像一块海绵，有弹性，能储存大量的氧气，保证我们呼吸自如，顺利进行血氧交换。

肺功能检查包括通气功能、换气功能、呼吸调节功能及肺循环功能等。

做肺功能检查不会有任何痛苦，通常会让患者夹住鼻子用嘴来呼吸，再做一些配合医生口令的呼气和吸气的动作。应注意的是：① 因鼻子被夹住，所以应保持用嘴呼吸；② 尽可能含紧口嘴，保证测试过程中不漏气；③ 尽可能配合操作者的口令，即时做呼气和吸气动作；④ 尽最大可能吸气，然后以最大力量、最快速度呼出。

肺功能检查主要用于以下目的：① 早期检出肺、呼吸道病变；② 鉴别呼吸困难的原因，判断气道阻塞的部位；③ 评估肺部疾病的病情严重程度；④ 评估外科手术耐受力及术后发生并发症的可能性；⑤ 健康体检、劳动强度和耐受力的评估；⑥ 危重患者的监护等。

总的来说，肺功能检查就像胸部透视和心电图一样，可以作为常规健康体检的项目，40 岁以上者都应该定期检测肺功能。

63. 肝功能检查的意义是什么?

肝脏是人体最大的脏器，其重量占人体重量的 2%~2.5%，是人体内功能最复杂的器官，也是人体最大的消化腺体。由肠道吸收并通过血液输送过来的养料在肝脏里被加工转换成蛋白质、脂肪和糖类，而这些对维持生命至关重要。

医学实践证明，40 岁以上的男性在肝癌患者中所占比例较高，所以40 岁后的中年人尤其男性应每年做肝功能等检测。此外，饮食不规律及经常饮酒的人，容易得脂肪肝和酒精肝，此类人群也应该定期做肝功能检查。

肝功能检查大致可分为"血液学检查"和"形态学检查"。血液学检查就是通过化验血液来检查肝脏的受损情况，常测的指标是血清氨基转移酶、血清胆红素、血清蛋白、γ – 谷氨酰转肽酶（γ–GT）等。

64. 乙肝检测五项中抗原和抗体的区别在哪里?

乙肝五项检测的不是抗原就是抗体，那抗原和抗体究竟是什么呢？简单地说，抗原是外来物，是入侵者，它可以是病原体（病毒、细菌等）或某些特定的物质（比如引起过敏的花粉）。

抗原入侵后，会刺激人体内的守卫部队——免疫系统，产生对抗它的物质——抗体。抗体是我们自身产生的，是反抗者。

抗体的产生，是专门对付特定抗原的，可以将其清除出人体。

有时候，难以检测出抗原的存在，可以通过检测其特异性抗体，提示感染了这种抗原。

一般情况下，抗原阳性都不是什么好事；而抗体阳性则多不是什么坏事。

65. 接种乙肝疫苗后还会患乙肝吗？是否需要定期检查？

接种乙肝型疫苗后体内产生的抗 HBs 可以有效保护机体，防止发生乙型肝炎病毒感染。但是并不能获得终生免疫，随着时间的推移，体内抗 HBs 水平会逐渐下降，3~4 年后抗 HBs 水平降至 10 个国际单位 / 升以下，若接触乙型肝炎病毒则仍有可能会感染乙型肝炎。因此，接种乙型肝炎疫苗后过了 3~4 年应定期复查抗 HBs 滴度，若低于 10 个国际单位 / 升就应再进行复种。另外，在接种乙型肝炎疫苗至机体产生足够的免疫力之前这段时间内也应该注意防止 HBV 感染。

不过，乙肝疫苗注射仍然是目前预防乙肝最有效的方法。按目前推荐的 0、1、6 个月免疫程序接种后仍有 10% 的人在 3 次注射后仍然不会产生抗体，所以必须在打预防针一两个月后检查乙肝"两对半"等 5 项指标，如果表面抗体仍呈阴性或弱阳性，则需进行再次注射。

对于注射后产生表面抗体的成功者，也并非一劳永逸的，乙肝疫苗是否持续作用会根据不同人的不同情况变化很大，最长可达 10~15 年。当然也有 1~2 年后作用就消失的，也有半年作用就消失的，因此在注射乙肝疫苗后依然需要定期复查。

对无反应或低反应者再进行加强注射 1~3 次，可使其中 38%~75% 的人出现有效免疫。更换疫苗或改变接种途径，如原来使用乙型肝炎血源性疫苗者改用基因工程疫苗或前 S 基因疫苗；肌内注射改为皮内注射；合用免疫增强剂等也可增强免疫效果。

66. 肝纤维化检查项目的意义及方法是什么?

肝纤维化的病因包括慢性乙型肝炎、慢性丙型肝炎、慢性酒精中毒、慢性血吸虫病、脂肪肝、自身免疫性肝炎、肝豆状核变性、药物性肝病、慢性胆道感染、原发性硬化性胆管炎、慢性心力衰竭等。

到目前为止,肝纤维化的临床症状与体征无特异性。在临床上除了肝脏穿刺活组织检查之外,还没有一种简便、可靠的方法,多采用几种方法联合来判断患者是否存在肝纤维化。因此,需对多项检测结果进行综合分析,以便确诊。目前有关的检测项目种类繁多,主要分为血清学检查、肝活组织病理学检查(活检)及影像学检查三大类。

(1)血清生化学检查

当前,用于评价肝纤维化的无创性检查方法中,血清生化学检查是比较普遍的手段。

肝纤维化血清检查

检查项目	临床意义	正常值
Ⅲ型前胶原(PC Ⅲ)	反映肝内Ⅲ型胶原合成,血清含量与肝纤程度一致,并与血清 T- 球蛋白水平明显相关	< 120 μg/L
Ⅳ型胶原(Ⅳ –C)	为构成基底膜主要成分,反映基底膜胶原的更新率,含量增高可较灵敏反映出肝纤维化过程,是肝纤维化的早期标志之一	< 75 μg/L
层粘连蛋白(LN)	为基底膜中特有的非胶原性结构蛋白,与肝纤维化活动程度及门静脉压力呈正相关	< 130 μg/ml
透明质酸酶(HA)	为基质成分之一,由间质细胞合成,可较准确灵敏地反映肝内已生成的纤维量及肝细胞受损状况,有认为本指标较之肝活检更能完整地反映出病肝全貌	<110 μg/L

(2)肝脏活组织病理学检查

具体的做法是首先通过腹部超声检查,确定在肝脏内的安全穿刺部位,然后用一种很细的专用穿刺针,切取一小段像粉丝一样的肝组织进行显微镜检查。肝脏活组织穿刺是一个小手术。

（3）肝脏硬度检测（纤维扫描）

这种检测靠一种仪器来完成，像做腹部超声检查一样，通过向肝脏发射弹性剪切波，根据剪切波的传播速度来测定肝脏的硬度，从而间接反映肝脏的纤维化程度。由于剪切波对人体无害，可以反复多次检查，是一种十分有前景的肝脏纤维化检查方法。不足之处在于没有肝脏活组织病理检查结果可靠。

67．心肌酶谱检测的意义是什么？

心肌组织含有多种酶系，当心肌组织受损伤时．其所含的酶类便可释放入血，使血清内相应的酶活性增高，引起该酶活性增高的疾病主要是急性心肌梗死和心肌炎。用于这些疾病诊断的酶称为"心肌酶"。和心肌关系密切的几种酶的组合称为"心肌酶谱"。对于心肌梗死患者的诊断、鉴别诊断、治疗监测、判断预后等都很有意义。在整个心肌梗死病程中，心肌酶谱呈现规律性变化。

常用的有天冬氨酸氨基转移酶（AST）、乳酸脱氢酶（LDH）及同功酶、α- 羟丁酸脱氢酶（α-HBDH）、肌酸激酶（CK）和同工酶（CKMB）。

目前已改用肌钙蛋白测定来诊断急性心肌梗死，具有更高的敏感性与特异性。

68．免疫学检查的意义是什么？

免疫力是指人体识别和消灭外来入侵的病毒、细菌等异物、维护体内环境稳定的能力。由免疫器官如骨髓、脾、淋巴结等，免疫细胞如淋巴细胞、单核吞噬细胞、中性粒细胞等，以及免疫分子如补体、免疫球蛋白、干扰素等细胞因子组成。当免疫功能失调时，会对机体产生有害的反应和结果，如引发超敏反应、自身免疫病和肿瘤等。

健康体检的免疫学检查主要是检测血液中的免疫球蛋白和补体。我们常规所测定的主要为免疫球蛋白 IgG、IgA、IgM 这 3 项，以及补体 C3 和 C4。

69. 慢性胃炎、胃溃疡、胃癌方面诊断需要做哪些检测？

慢性胃炎是由多种病因引起的胃黏膜慢性炎症。临床上将慢性胃炎分为浅表性胃炎、萎缩性胃炎、特殊型胃炎三种类型。胃溃疡、胃癌亦是常见疾病和消化道恶性肿瘤，胃癌的病死率居各种癌症之首位，需引起我们的重视，应做到早检查、早预防、早诊断。

检查项目	慢性胃炎	胃溃疡	胃癌
胃镜及活组织检查	胃镜及取活组织做组织学病理检查	确诊消化性溃疡的首选方法，准确性高于X线钡剂检查	纤维胃镜检查可直接观察胃黏膜病变的部位和范围，并可获取病变组织做病理学检查
幽门螺杆菌检测	检测幽门螺杆菌并根除治疗后复查	常规检查项目	
外周血红细胞及血红蛋白检查	慢性萎缩性胃炎，两值可降低		可有不同程度的贫血，血红蛋白下降
基础胃酸分泌量及最大泌酸量	慢性萎缩性胃炎，两值均降低，降低程度与腺体萎缩程度密切相关		
促胃液素测定	胃酸分泌减少者，胃泌素值偏高；胃窦黏膜病变严重者，胃泌素值偏低		
X线钡剂检查		适用于对胃镜检查有禁忌或不愿接受胃镜检查者	X影像清晰检测，胃癌诊断首选方法
胃液分析和血清胃泌素测定		仅在疑有胃泌素瘤时作鉴别诊断之用	
粪便隐血检查		可为阳性，提示为活动性溃疡	约50%患者粪便隐血试验可持续阳性
腹部超声			观察胃的邻近脏器受浸润及淋巴结转移的情况

（续表）

检查项目	慢性胃炎	胃溃疡	胃癌
螺旋 CT 与 PET 成像			多排螺旋 CT 扫描结合三维立体重建和模拟内腔镜检查，有助于胃癌诊断和术前临床分期
血清肿瘤标志物检测			癌胚抗原（CEA）增高；甲胎蛋（AFP）升高；Ct2-糖蛋白（Ct2-GP）为阳性检出率 78%~83%；糖抗原 72-4（CA72-4），消化系统肿瘤，尤其胃癌时升高
胃液肿瘤标志物检测			胃液茚三酮反应可为阳性检出率达 87.5%；胃液癌组织癌胚抗原升高，相关抗原阳性检出率 80%~84%

70. 怎样认识病毒性肝炎？甲、乙、丙、丁、戊型肝炎是如何区别的？

在我国，以甲型肝炎感染最多，约有 80% 的人曾受到显性或隐性感染，但没有慢性患者；乙型肝炎感染次之，有近 60% 的人感染过乙肝病毒；戊型肝炎感染者居第三位，约有 17% 的人被感染；丙型肝炎感染者居第四位，约有 3.3%，其中约有一半是丙肝病毒携带者。

① 甲型肝炎属于肠道传染病，由粪经口途径传播。预防甲型肝炎重点在注重饮食卫生、不喝生水、食物应煮透、饭前便后要洗手，婴幼儿可注射甲肝疫苗。

② 检验是否患有乙肝病毒及感染程度，最简便的方法就是做一个乙肝五项检查，俗称"两对半"，是检查乙肝病毒感染最常用的血清学标记。通过乙肝五项检查可以了解机体是否感染乙型病毒，以及可以区分出乙肝"大三

阳"、乙肝"小三阳"，对患者来说具有非常重要的意义。

③ 丙型肝炎与乙型肝炎一样，属于血源性传染病，主要经输血、注射途径传播（包括齿科、内镜、导管操作、针灸、纹身和穿耳环等）。性生活和分娩也可传播丙型肝炎，部分感染者的传播途径不明。无皮肤破损及血液暴露的接触如接吻、共用餐具等一般不传播丙型肝炎。

丙型肝炎容易慢性化，多数患者氨基转移酶轻度升高、反复波动，少数会造成肝硬化，其中部分还会发生肝癌；部分患者可发生类风湿关节炎、干燥综合征、肾炎、心肌病等肝外疾病。

④ 戊型肝炎属于消化道传染病。患者粪便含有病毒，污染的水或食物被食用后可发病，常在雨季山洪爆发后污染水源，引起区域性流行。

戊型肝炎是急性病，大多数患者能痊愈，但因发生重症肝炎的机会增多，对孕妇、老年人、原感染乙型肝炎的人威胁较大。戊型肝炎感染后仅产生一定的免疫力，因此有些人在若干年后会再次感染。

病毒性肝炎有两种传播途径：一类是通过日常生活接触经口传播，主要是甲、戊型病毒性肝炎；另一类是通过血液和日常生活密切接触，包括性接触，主要是乙、丙、丁型病毒性肝炎。

预防病毒性肝炎方法：① 形成良好生活习惯，如饭前便后洗手，不生吃贝壳类水产品；② 慎用血液制品，不吸毒，不进行不安全的性行为；③ 及时正确使用疫苗预防；④ 一旦出现肝炎症状，应及时就诊；⑤ 病毒性肝炎患者应自觉做好家庭隔离和消毒，以免传染给他人。

71. 氨基转移酶增高一定是肝炎吗？

氨基转移酶是常规的肝功能检查项目，有许多因素会影响氨基转移酶指标，① 生理性：新生儿及 7 岁以下健康儿童的丙氨酸氨基转移酶均高于成人。此外，妇女月经期、剧烈运动也会出现氨基转移酶暂时性升高；② 标本采集因素：溶血标本氨基转移酶增高；③ 药物因素：对肝脏有毒性的药物，如阿司匹林、红霉素、头孢菌素类、安眠药、麻醉药、锑剂、砷剂、酗酒等，均可使丙氨酸酰氨基转移酶增高；④ 疾病因素：脂肪肝、急慢性传染性病毒性肝炎、肝硬化代偿期、阻塞性黄疸、弥漫性肝癌、急性风湿热、急性胰腺炎、胆囊炎、风湿性心脏病、中毒性休克、流感、前列腺肥大、网状细胞增多症、脑出血、营养不良等，均可使氨基转移酶升高。

因此，发现氨基转移酶升高，应该动态、反复检查氨基转移酶，排除影响因素，找到指标升高的真正原因进行处理。

72. 人体成分检查项目的意义是什么？

人体成分分析仪测得的人体成分有细胞内液、细胞外液、体内总水分、体脂肪、体蛋白、肌肉、矿物质 8 种成分，并推算出 11 项指标：脂肪百分比、肥胖度、体质指数、基础代谢率、标准肌肉、标准体重、体重控制、脂肪控制、肌肉控制、目标体重和水肿系数。为了使测试者体态匀称、身体健康，仪器可向测试者提出营养措施和运动建议。

不适用人群：① 怀孕及月经期间的女性；② 带有心脏等起搏器（电流会对其造成干扰）；③ 残疾人士（无法正常接触电极）；④ 体内有金属物（可能会造成左右不均衡）。

73. 检测胃幽门螺杆菌的碳 13 和碳 14 呼气试验的区别和意义有哪些？

幽门螺杆菌是最先在幽门部位被发现的一种弯曲的杆菌。已被确认是慢性胃炎和消化性溃疡的主要致病因子之一，同时与胃癌和胃黏膜相关淋巴组织淋巴瘤等疾病的发生也有密切关系。

常用的方法有两种：

（1）碳 13 呼气试验

优点：① 采用的高精度气体核素比值质谱仪分析精度可达 1/10 万，准确性高；② 反映是"全胃"的"实时"状态，敏感性和特异性均超过 95%；③ 操作简便快捷，自动化程度高，30 分钟即可得出结果；④ 碳 13 为稳定性核素，适合各年龄的受试者；⑤ 呼气样品采用特制气体收集瓶，可通过邮寄对无此设备的其他地区患者进行检测。

缺点：在于该检查受到诸如药物、上消化道出血、胃内其他杂菌的影响而可能出现假阳性或假阴性的结果，并且检查需要大型质谱仪，试剂亦较昂贵。

（2）碳 14 呼气试验

优点：相对于碳 13 呼气试验，价格低廉。

缺点：① 试具有放射性，且半衰期长；② 大规模应用可对环境造成污染；③ 对孕妇、儿童及活动性胃出血者慎用。

74. 显微镜高分辨检测（一滴血）的临床意义是什么？

一滴血检测只需在手指取一滴末梢血，便能直观、准确地评价机体健康状况，不靠生化手段检测病原体，而是对病原体进行直接观察，无需染色，方便简单，诊断快速。它通过检测人体血液红细胞、血小板数目、白细胞数目、组织的完整性，分析人体的一般病理，如病毒、细菌感染、血脂、血清变化，以及癌症、寄生虫、免疫系统、营养状况等，为疾病的治疗提供有利的时机和可靠的依据。

一滴血检查是目前世界上先进的超早期诊断，可使疾病处于萌芽阶段即得到有效的治疗。

75. 生物能检测项目及临床意义是什么？

生物能检测通过人体经络生物电的测定，能检测出人体的几千个精确数据和百余个过敏源，用高度集成的高质量放大器将人体最微小的变化显示在反应灵敏的仪表上，在无创伤的状态下检测人体各系统的健康状况，分析体内能量、信息分布状况，对人体各部分内脏器官的健康状况进行评估，诊断预测疾病，跟踪病程发展，而且能进一步提示治疗方案及用药是否正确，简单直观了解自身健康的总体情况。为医生临床提供科学依据。

癌症的临床早期检测，是肿瘤已经聚集成团后才能最后确认。而生物能信息检测可以更早期地知道体内癌症的信息。当体内有癌细胞产生时，从能量角度会发生变化，可以从癌没聚集成团时就发现。

生物能检测除了在临床上能够为健康评估与癌前病变预警，还能为急、慢性疾病的病因查证；对症药物筛选；过敏原筛选；微量元素、维生素、激素缺乏的筛选；环境、生化因素对人体的影响；亚健康、抑郁症倾向的诊断，前期糖尿病，变态反应，DNA 检测等提供精确可靠的数值和临床预警等。

76. 基因检测项目的意义是什么？

现代医学研究证明，除外伤外，几乎所有的疾病都和基因有关系。像血液分不同血型一样，人体中正常基因也分为不同的基因型，即基因多态型。不同的基因型对环境因素的敏感性不同，敏感基因型在环境因素的作用下可引起疾病。另外，单独由异常基因直接引起疾病，被称为遗传病。

可以说，引发疾病的根本原因有三种：① 基因的后天突变；② 正常基因与环境之间的相互作用；③ 遗传的基因缺陷。绝大部分疾病，都可以在基因中发现病因。

基因对蛋白质合成的指导，决定了人体吸收食物、从身体中排除毒素和应对感染的效率。第一类是与遗传有关的疾病有四千多种，通过基因由父亲或母亲遗传获得。第二类疾病是常见病，例如心脏病、糖尿病、多种癌症等，是多种基因和多种环境因素相互作用的结果。

基因是人类遗传信息的化学载体，决定我们与前辈的相似和不相似之处。在基因"工作"正常的时候，我们的身体能够发育正常，功能正常。如果一个基因不正常，甚至基因中一个非常小的片断不正常，则可以引起发育异常、疾病，甚至死亡。

健康的身体依赖身体不断地更新，保证蛋白质数量和质量的正常，这些蛋白质互相配合保证身体各种功能的正常执行。每一种蛋白质都是一种相应的基因的产物。基因可以发生变化，有些变化不引起蛋白质数量或质量的改变，有些则可引起。基因的这种改变叫做基因突变。蛋白质在数量或质量上发生变化，会引起身体功能的不正常以致造成疾病。

基因检测是通过血液、其他体液或细胞对 DNA 进行检测的技术，是取被检测者脱落的口腔黏膜细胞或其他组织细胞，扩增其基因信息后，通过特定设备对被检测者细胞中的 DNA 分子信息作检测，预知身体患疾病的风险，分析它所含有的各种基因情况，使人们能了解自己的基因信息，从而通过改善自己的生活环境和生活习惯，避免或延缓疾病的发生。

基因检测可以诊断疾病，也可以用于疾病风险的预测。疾病诊断是用基因检测技术检测引起遗传性疾病的突变基因。目前应用最广泛的基因检测是新生儿遗传性疾病的检测、遗传疾病的诊断和某些常见病的辅助诊断。目前有 1 000 多种遗传性疾病可以通过基因检测技术做出诊断。

基因检测与常规体检的区别在于疾病易感基因检测与常规体检都能起到预防的作用，但二者反映的是不同的阶段。一种疾病从开始到发病要经历很长的时间。基因检测是人在没发病时，预防将来会发生什么疾病，属于检测的第一阶段；而常规检测是检测疾病发生到达什么程度。如：早期、中期等，这属于检测的第二个阶段，是临床医学的范畴。所以说，基因检测是主动预防疾病的发生，而传统的体检手段则无法起到这样的预防作用。

77. 桥本病是如何诊断的？

桥本病是一种常见的慢性疾病，对健康影响很大，需积极采取措施进行预防和治疗。

诊断桥本病的方法有：

① 桥本甲状腺病特征是病理上见大量的淋巴细胞浸润，血中过氧化物酶抗体（TPOAb）、甲状腺球蛋白（TGAb）等抗体明显升高。

② 临床诊断上如果细胞学及血液检查有 TPOAb 和 TGAb 升高两个特征即可诊断桥本病。桥本甲状腺病临床早期多表现为甲亢，有典型的或不典型的"甲亢"症状，T3、T4、FT3、FT4 水平升高，TSH 降低，此时临床表现与甲亢相似，称为桥本病的甲亢期。中期为甲功正常期，即无甲亢表现，仅为甲状腺肿大。

③ 晚期（后期）为桥本病甲退期，即出现典型的甲减表现，但在三个时期中 TPOAb、TGAb、TMAb 均升高，本病在早期的甲亢期中，许多患者还可检测到 TRAb（或 TSAb）明显升高。这属于桥本病与 Grave's "甲亢"并存。

78. 甲亢和甲减的区别？

甲亢是甲状腺功能亢进症的简称，甲减是甲状腺功能减退的简称。

① 促甲状腺激素降低，三碘甲状腺原氨酸和甲状腺素升高为甲亢。

诊断甲亢的灵敏度：促甲状腺激素＞游离三碘甲状腺原氨酸＞总三碘甲状腺原氨酸＞游离甲状腺素＞总甲状腺素。

② 促甲状腺激素升高，三碘甲状腺原氨酸和甲状腺素降低为甲减（垂体性甲状腺功能减退除外）。

诊断甲减的灵敏度：促甲状腺激素＞游离三碘甲状腺原氨酸＞总三碘甲状腺原氨酸＞游离甲状腺素＞总甲状腺素。

二者的症状也有所不同，甲亢会出现多汗、怕热、心悸、脾气急躁、食欲亢进、消瘦、粪便量大等表现。甲减会出现怕冷、水肿、体重增加、食欲减退、精神委靡、皮肤干燥、头发稀疏等症状。

甲亢患者应戒烟戒酒，少喝茶或咖啡等刺激性饮料。吃无碘盐，少吃紫菜、海带等含碘食物。学会放松心情，不给自己太大的压力。

甲减患者应注意预防感冒，防止病情加重。饮食应低能量、低脂肪、高膳食纤维，以维持理想体重，减轻便秘。注意少吃影响机体利用碘的十字花科类蔬菜，如芥蓝、白菜、菜花、圆白菜等。长期补充甲状腺激素容易引起骨质疏松，每年应检查一次骨密度。

79. 什么是 TCT 筛查？其对检测宫颈病变的意义是什么？

TCT 检查是液基薄层细胞检测的简称，采用液基薄层细胞检测系统检测宫颈细胞并进行细胞学分类诊断，是目前国际上最先进的一种宫颈癌细胞学检查技术，与传统的宫颈刮片巴氏涂片检查相比明显提高了标本的满意度及宫颈异常细胞检出率。TCT 宫颈癌细胞学检查对宫颈癌细胞的检出率为 100%，同时还能发现部分癌前病变，微生物感染如真菌、滴虫、病毒、衣原体等。所以 TCT 技术是应用于妇女宫颈癌筛查的最先进的技术。

　　TCT 检查只是宫颈病变检查的第一步，一般说来，宫颈病变的诊断分为三步：TCT、阴道镜和病理学诊断。尽管细胞组织是否属于病变只有病理学诊断才真正具有权威性，但 TCT 检查的第一道关卡仍然显示出了明显的优势。如果 TCT 显示有问题，那么女性就应该进一步做阴道镜或病理诊断才能准确判断病情；但如果 TCT 的检查结果显示为良性，这些检查则可以不用再做了，不过仍要注意定期复查。所以说，TCT 检查能起到事半功倍的效果。

第四篇　放射影像学检查与磁共振检查

80．DR 检查的原理和优缺点？

DR 是 Digital radiography 的简称，即"数字放射成像系统"。DR 利用 FPD 平板进行影像获取，取代了传统的 X 线胶片或 CR 的 IP 板，并以数字方式存储在计算机系统中。DR 在曝光后几秒即可显示图像。

（1）DR 的工作原理

① X 线穿透人体照射平板材料。

② 按调整信号方式分两种：Ⅰ．直接转换式：非晶硒转换层将 X 线信号直接转换为电信号。Ⅱ．间接转换式：X 线激发荧光体产生可见光信号，再由 TFT 光电二极管转换为电信号。

③ 然后通过 A/D 模拟转换单元，实现数字化转换。

④ 最后将数字信号以 DICOM 3.0 标准传输至用户终端，最终实现分析、处理、诊断、存储等功能。

（2）DR 检查的优缺点

DR 和传统图像相比：① 无须暗盒，无需耗材（较 IP 板）；② 成像快，图像质量高；③ 易于保存、检索、传输、运行成本低等诸多优势。

DR 与传统 X 线摄片比较，摒弃了胶片和胶片机，流程更简化。优点：速度快、流程简化、剂量小。缺点：成本高、特殊体位不方便。

81. DR、CT 与增强 CT 检查的原理和优缺点是什么？

CT 是利用人体对 X 线吸收差异而获得图像的。CT 获得的是局部（有一定厚度）横断面图像。没有前后或左右重叠而且对密度差异小的不同组织也能很好显示。当然足够多的局部横断面图像就可完整显示某一部位或器官（如肝脏）的解剖结构。CT 的缺点是辐射剂量较大。

DR 是 X 线摄片的最先进方式，具有流程快、辐射剂量低的优势。DR 是在传统的平片基础上改进了成像技术，不再需要冲片、洗片等过程，在节省时间的同时，提高了清晰度及分辨率，就好像照相机由胶卷升级为数码一样。

CT 是计算机断层扫描的英文缩写，DR 指数字化成像，也就是我们经常说的拍片，两者的成像都是 X 射线。

两者的区别是，CT 图像是经过计算机系统重建后的图像，在目前最新技术下，还可以进行三维重建，对检查器官进行多角度的观察。

普通 CT 是指不用造影增强或造影的普通扫描。增强 CT 是指经静脉给予水溶性碘造影剂后再行扫描，使病变组织与邻近正常组织间的密度差增大，从而提高病变显示率。

普通 CT 不需要注射造影剂，避免了造影剂过敏的可能。另外，扫描产生的辐射对人体是有伤害的，普通 CT 只需对待检器官进行一次扫描，而增强 CT 需要在不同的时间对感兴趣的区域进行连续多次扫描，这就意味着普通 CT 比增强 CT 对人体的伤害小。

相比普通 CT，增强 CT 具有诸多优势：对病灶的定性能力高，对小病灶的检出率高，对血管结构看得极其清楚。对已确定为恶性肿瘤的，增强 CT 可提高肿瘤分期的准确性，或判断肿瘤手术切除的可能性。增强 CT 尤其适合颅脑、胸部和腹部，对于肝癌、肝血管瘤、胆管及胆总管病变等肝胆病变具有诊断优势。对碘造影剂过敏，有严重肝、肾功能损害及重症甲状腺疾患一般不做增强 CT；急性脑外伤、脑中风、药物过敏、哮喘、肾衰、心肺功能不全的患者、1 岁以下的小儿及 60 岁以上老人，由于机体功能弱，增加了造影剂过敏的几率，所以要慎重进行增强 CT 检查。

82. PET-CT 的优点及适应证是什么?

PET-CT 将 PET 与 CT 完美融为一体, 由 PET 提供病灶详尽的功能与代谢等分子信息, 而 CT 提供病灶的精确解剖定位, 一次显像可获得全身各方位的断层图像, 具有灵敏、准确、特异及定位精确等特点, 可一目了然地了解全身整体状况, 达到早期发现病灶和诊断疾病的目的。

(1) PET-CT 的特色及优势

① 能早期诊断肿瘤等疾病: 由于肿瘤细胞代谢活跃, 摄取显像剂能力为正常细胞的 2~10 倍, 形成图像上明显的 "光点"。因此, 在肿瘤早期尚未产生解剖结构变化前, 即能发现隐匿的微小病灶。

② 安全检查, 安全无创: 检查所采用的核素大多数是构成人体生命的基本元素或极为相似的核素, 且半衰期很短, 所接受的剂量相当于一次胸部 CT 扫描的剂量, 安全高效, 短时间可以重复检查。

③ 准确检查结果更准确: 通过定性和定量分析, 能提供有价值的信息, 同时提供精确的解剖信息, 能帮助确定和查找肿瘤的精确位置, 其检查结果比单独的 PET 或 CT 有更高的准确性, 特别是显著提高了对小病灶的诊断能力。

④ 快速进行全身检查: PET-CT 一次全身扫描 (颈、胸、腹、盆腔) 仅需近 20 分钟, 能分别获得 PET、CT 及两者融合的全身横断面、矢状面和冠状面图像, 可直观地看到疾病在全身的受累部位及情况。

⑤ 性价比高: 可早期发现肿瘤, 确定性质, 其治疗费用较晚发现减少 1~5 倍, 生存时间提高 1~5 倍, 甚至 10 倍; 一次检查就可准确判断大多数肿瘤的良恶性、是否有转移, 可准确对于肿瘤进行分期, 评价治疗效果, 减少不必要的治疗方法和剂量; 能准确判定肿瘤治疗后的肿瘤复发, 虽单一检查费用略高, 但实际上避免了不必要的手术、放化疗和住院, 总体性价比突出。

(2) PET-CT 检查的适应证

① 癫痫定位: 对脑癫痫病灶准确定位, 为外科手术或伽玛刀切除癫痫病灶提供依据。

② 脑肿瘤定性和复发判断: 脑肿瘤的良恶性定性、恶性胶质瘤边界的确

定、肿瘤治疗后放射性坏死与复发的鉴别、肿瘤活检部位的选择等。

③ 痴呆早期诊断：老年性痴呆的早期诊断、分期并与其他类型痴呆如血管性痴呆进行鉴别。

④ 脑受体研究：帕金森病的脑受体分析，进行疾病的诊断和指导治疗。

⑤ 脑血管疾病：PET-CT 可以敏感地捕捉到脑缺血发作引起的脑代谢变化，因此可以对一过性脑缺血发作（TIA）和脑梗死进行早期诊断和定位，并进行疗效评估和预后判断。

83. CT 检查发现的微结节、小结节应该怎样对待？

近年来，由于 CT 的广泛应用，可以发现过去拍胸片难以发现的肺微结节、小结节，这些肺结节中有一部分是肺癌，但因为良恶性肺结节鉴别比较困难，加上部分医生处理不规范、解释不准确，以致有些人误以为肺结节就是肺癌，给体检者造成一定程度的恐慌。

在肺癌筛查的临床研究中，基线筛选时发现小结节病变占到 8%~51%，研究显示，小于 5 mm、5~10 mm 和大于 10 mm 的小结节肺癌的可能性分别为 0.6%、0.9%~5.8%、8.9%~26.1%，更常见的病变为炎症、感染、结核、真菌、亚段肺不张、出血等，因此，从微小结节病灶中鉴别出肺癌早期进行干预非常重要。

诊断的关键是先要将微小结节病灶从密度上分为三种类型：纯磨玻璃结节（PGGN）、部分实性磨玻璃结节（PSGGN）和纯实性结节（SN）。

PGGN 为均匀的磨砂状阴影，PSGGN 为磨玻璃阴影中有实性成分，SN 密度均匀致密、边界清晰，根据这三大类型再结合病灶的边界、形态、内在结构和倍增时间（VDT）进行鉴别。

需要强调的是，低剂量螺旋 CT 和常规 CT 都不足以区分结节类型，高分辨率 CT 薄层扫描后病灶三维重建的图像才能清晰显示病灶的形态、大小、密度、边缘及内部结构。

结节的形态为多形性或管状、扁平状、钙化提示为良性结节。

结节的成节状或簇状结节，提示感染性病变。

圆形或类圆形病灶更趋向于恶性，毛玻璃状结节增加了恶性的可能性，恶性结节伴有分叶达 33%~100%，空泡征、支气管造影征、微血管征也多见于恶性小结节，但在多达 50% 的恶性结节中可无毛刺，尤其在毛玻璃结节中，毛刺可不明显。

微小结节肺癌的主要病理类型为腺癌，其中 1/3 以上为不典型腺瘤样增生（AAH）、原位癌（AIS）和微浸润腺癌（MIA），5 年生存率分别可达 90%~100%，接近根治；并且，结节中实性成分所占的体积越小、病理组织中侵袭性成分也越低。

因此，随访策略为：根据结节类型、大小、密度和生长速度，大于 10 mm 的小结节需要立即做出诊断评价，5~10 mm 的小结节需要结合 VDT，小于 5 mm 的微小结节不常规随访。

小结节的筛查阈值从 4~5 mm 提高到 8~10 mm，减少了额外的 CT 随访，诊断的敏感性仍然保持在 94.2%。对于不能马上作出诊断的微小结节，应于首诊后 3 个月进行首次随访。PGGN 和 PSGGN 随访间歇时间为每 6 个月 1 次，SN 随访间歇期应为每 3 个月 1 次、持续时间不得少于 1 年。

84. 磁共振检查的原理及与 CT 检查的区别是什么？

CT（computed tomography），即电子计算机断层扫描，它是利用精确准直的 X 线束与灵敏度极高的探测器一同围绕人体的某一部位作一个接一个的断面扫描，每次扫描过程中由探测器接收穿过人体后的衰减 X 线信息，再由快速模 / 数（A/D）转换器将模拟量转换成数字量，然后输入电子计算机，经电子计算机高速计算，得出该层面各点的 X 线吸收系数值，用这些数据组成图像的矩阵。再经图像显示器将不同的数据用不同的灰度等级显示出来，这样该断面的解剖结构就可以清晰地显示在监视器上，也可利用多幅相机或激光相机把图像记录在照片上。

MRI（nuclear magnetic resonance imaging）也就是磁共振成像，是一种生物磁自旋成像技术，它是利用原子核自旋运动的特点，在外加磁场内，经射频脉冲激后产生信号，用探测器检测并输入计算机，经过处理转换在屏幕上显示图像。MR 也存在不足之处，它的空间分辨率不及 CT，带有心脏起搏器的患者或有某些金属异物的部位不能作 MR 的检查，另外价格比较昂贵。

（1）与 CT 相比优点

① MRI 对人体没有损伤。

② MRI 能获得脑和脊髓的立体图像，不像 CT 那样一层一层地扫描而有可能漏掉病变部位。

③ 诊断心脏病变，CT 因扫描速度慢而难以胜任。

④ 对膀胱、直肠、子宫、阴道、骨、关节、肌肉等部位的检查优于 CT。

（2）缺点

① 和 CT 一样，MRI 也是影像诊断，很多病变单凭 MRI 仍难以确诊，不像内镜可同时获得影像和病理两方面的诊断。

② 对肺部的检查不优于 X 线或 CT 检查，对肝脏、胰腺、肾上腺、前列腺的检查不比 CT 优越，但费用要高昂得多。

③ 对胃肠道的病变不如内镜检查。

④ 体内留有金属物品者不宜接受 MRI。

⑤ 危重患者不能做。

⑥ 妊娠 3 个月内的孕妇。

⑦ 带有心脏起搏器的患者。

85. 热成像诊断 MTD 检测与 CT 检查的区别是什么？

医学热成像诊断（medical themo-diagnose，MTD）的原理：0℃以上的物体都是一个热能辐射源，不断向周围散发红外辐射。人体也是一样，由于体内各组织的代谢功能不同，体表温度并不一致，当人体发生某种病变或生理变化时，该处温度亦会因其血流和代谢变化的异常温度而偏离正常。红外热像仪正是利用这一生理特征，通过热像仪镜头接收人体发出的 8~14UM 的远红外线，得到人体体表的详细精确的温度信息，这些温度数据由计算机处理后 5 秒即可扫描成为一幅人体的红外热图并以不同的颜色分布显示，临床工作者可以据以诊断疾病。

MTD 医学热成像检测技术与现有的 CT、核磁、B 超等影像学检查技术相比较，虽有很多交集但相行不悖，在很多时候是作为补充手段以弥补传统技术的不足。其相对的优势有：

① 全面系统。专业医生可以结合临床对患者全身情况全面系统地进行分析，克服了其他诊断技术局限于某个局部的片面性。现在应用远红外热像技术已经能够检测炎症、肿瘤、结石、血管性疾病、神经系统、亚健康等 100余种病症，涉及人体各个系统的常见病和多发病。

② 有利于疾病的早期发现。与 X 光、B 超、CT 等影像学检查技术相比，远红外热成像检测最重要的一个优势就是早期预警。X 光、B 超、CT 等技术虽各具特点，但它们只有在疾病形成之后才能发现。远红外热成像技术根据人体温度的异常发现疾病，因此能够在机体没有明显体征情况下解读出潜在的隐患。有资料显示，远红外热图比结构影像可提前半年乃至更早发现病变，为疾病的早期发现与防治赢得宝贵的时间。

③ "绿色"无创伤。远红外热成像诊断不会产生任何射线，无需标记药物。因此，对人体不会造成任何伤害，对环境不会造成任何污染，而且简便经济。远红外热成像技术实现了人类追求绿色健康的梦想，人们形象地将该技术称为"绿色体检。"

86．体检为什么要做胸部 X 线检查？

X 线检查（胸部透视、胸部摄片）在健康体检中是不可缺少的。它可以检查心脏、双肺、隔膜（包括纵隔、横隔）的病变，尤其是肺部疾患如肺结核、肺部肿瘤及肺部各种炎症，还有胸膜病变，心脏的大小、形状、心胸的比例以及纵隔的宽度、阴影、膈肌的升降等。

腹部 X 线检查适用于食管静脉曲张，食管裂孔疝，消化道炎症、溃疡、肿瘤、息肉、结核、肠梗阻、胆囊炎症、结石、胆道蛔虫病的诊断。

87．胸部透视和胸部 X 线摄片有什么区别？

胸部 X 线检查可分为胸透和胸片两种方式。胸部透视和胸部照片的主要区别在于：

（1）胸透

胸透价格便宜、快捷，可以使受检者转动体位，让医生从不同角度进行观察。但胸透也有局限，就是结论和书面记录报告只反映检查医师一个人的感知和判断，并且无法留下原始图像记录，且对一些较细微的病变分辨不清，不能仔细反复观察。所以，当需要时，往往因无所依据而难以会诊；当病变需要复查时，也无法进行病情的前后对比。

（2）胸片

胸片分辨率较高，可以对一些部位（如心脏界限、肿物的大小）进行测量，可以保存资料与过去或将来的胸片作对照，可供多位医生共同分析判断。在复查时，还可观察病情的演变及治疗效果，因而比胸透有更多的优越性。此外，胸片检查的放射量仅为胸透的 1/10。

88. 体检查出"肺纹理增强"是肺炎吗？

X 线胸片报告中的"肺纹理"指的是肺部的气管、支气管、血管和淋巴管组织，在荧光屏或 X 线片上显示出树枝状的阴影。当某些因素导致血管增粗、充血，肺纹理就会"增强"或"增粗"。肺纹理在形态和分布上存在明显个体差异，有些粗，有些细，X 线透视和 X 线摄片条件不同，结果亦会有所不同。出现"肺纹理增强"影像的常见原因有急性和慢性气管炎、支气管扩张及各种心脏疾病等。因此，对放射科报告的"肺纹理增强"需要结合具体情况综合分析。

89. 体检为什么要做脊柱及关节 X 线检查？

（1）脊柱 X 线检查

脊柱共由 26 块骨组成。其中颈椎 7 块，胸椎 12 块，腰椎 5 块，骶骨一块和尾骨一块。骶骨和尾骨在人幼年时分为 9 块，至成人时上方 5 块联结形成骶骨，下方 4 块联结形成尾骨。

第一和第二颈椎前后位：目的是用于观察寰椎和枢椎正位情况。

第三至第七颈椎前后位：目的是用于观察第三至第七颈椎的正位情况。

全部颈椎正位：目的是用于同时观察全部颈椎的正位情况。

颈椎侧位：目的是用于观察全部颈椎的情况，也可用于观察喉部软组织的情况。

颈椎椎间孔前后斜位：目的是用于观察颈椎椎间孔、小关节及椎弓根的情况。

注意事项：颈椎骨折或椎体不稳时，需摄取颈部照片，必须有临床医生在场，协助摆体位，以免患者因移动而发生意外。

（2）关节 X 线检查

① 四肢摄影

四肢由其骨骼、骨间关节、肌肉、肌腱、血管和皮肤等软组织共同组成。其平片检查常用于骨外伤、发育情况、某些病的骨改变、多种骨和关节病的检查。软组织内的钙化和金属异物也可在平片上显示清晰的影像。

手正位：用于观察手骨形态、关节、异物、骨龄等。

手斜位（后前）：用于观察手部轻度外伤和骨质的病变，主要检查第一、二、三掌指骨及其关节的侧斜位影像。

手侧位：用于观察手部异物位置，骨折或脱位时的骨块移位情况。

手斜位（前后）：用于观察手部轻度外伤和骨质的病变，主要检查第四、第五掌指骨的斜位影像。

拇指正侧位：用于观察拇指及其关节、软组织的外伤和异物情况。

② 腕关节和尺桡骨

腕关节正位：用于观察腕骨、掌骨近端、尺桡骨远端的骨质、关节及周围软组织的情况。观察小儿发育情况，了解骨龄，需摄双侧腕关节。

腕关节侧位：用于观察腕骨、尺骨和桡骨下端、腕桡关节的外伤情况，尤其是桡骨的脱位情况。

腕关节轴位：用于观察腕骨掌面情况。

腕关节尺偏位：用于观察舟骨的病变和外伤情况。

尺桡骨正侧位：用于观察尺骨和桡骨的骨质、软组织及异物情况。

③ 肘关节和肱骨

肘关节正侧位：用于观察肘关节的骨质、软组织和脱位情况。

肘关节轴位：用于观察尺骨鹰嘴突的骨折和病变及尺神经沟的情况，也用于肘关节因各种原因而不能伸直的投照。

肱骨正侧位：用于观察肱骨的骨质、软组织和异物情况。

④ 肩关节、肩胛骨和锁骨

肩关节正位：用于观察肩关节和肩锁关节的骨折和脱位情况。

肩关节轴位：用于观察肩关节脱位的移位情况，并用于肩部已固定、手臂不能转动的病例。

肩胛骨正位：用于观察肩胛骨的形态和骨折情况。

肩胛骨侧位：用于观察肩胛骨骨折移位或肩膀胛骨背部肿瘤的情况。

锁骨正位：用于观察锁骨的形态和骨折的情况。

肩锁关节：用于观察肩锁关节的形态，两侧同时摄取以作对比。

⑤ 足和跟骨

足正位：用于观察除距骨与跟骨外的足部各骨的骨折及异物情况。

足内斜位：用于观察骰骨及其相邻关节和第三到第五跖骨的情况。

足外侧位：用于观察足畸形和异物定位。

跟骨侧位：用于观察跟骨骨折、骨刺等病变情况。

跟骨轴位：用于观察跟骨的外伤情况。

⑥ 踝关节和胫腓骨

踝关节正侧位：用于观察踝关节外伤后骨折及脱位的情况。

胫腓骨正侧位：用于观察胫腓骨的骨质及其软组织的情况。

⑦ 膝关节和股骨

膝关节正位：用于观察膝关节的关节间隙、股骨下端、胫骨和腓骨上端、髌骨的骨质及周围软组织的情况。

膝关节侧位：用于观察膝关节、股骨下端、胫骨和腓骨上端、髌骨的骨质以及周围软组织的情况。

髌骨轴位：用于观察髌骨骨折后左右分离的情况。

股骨正侧位：用于观察股骨骨质、异物和软组织的情况。

⑧ 髋关节

髋关节正位：用于观察股骨头、颈、大小粗隆及股骨上端的骨质病变和髋关节有无关节炎、关节结核、脱臼等病变的情况。

髋关节侧位：用于观察股骨头、颈、股骨上端的骨移位和脱臼情况。

髋关节蛙形位：用于观察两侧股骨颈的骨质或脱臼情况。

90. 静脉肾盂造影和逆行肾盂造影的适应证有哪些?

（1）静脉肾盂造影

适应证：① 不明原因的血尿、脓尿等；② 明确尿路结石的部位和了解有无阴性结石；③ 肾、输尿管本身疾病，如结核、肿瘤、先天性畸形和变异、肾盂和输尿管积水等；④ 腹膜后肿块，了解肿块与泌尿系统的关系，排除是否为泌尿器官疾病；⑤ 因某些条件限制，而需静脉肾盂造影法了解双肾功能情况，并借以达到膀胱造影。

禁忌证：① 对碘过敏者；② 严重肾功能障碍者；③ 严重心血管病变，肝功能极差者；④ 严重血尿和肾绞痛发作者；⑤ 急性泌尿系统感染者。

（2）逆行肾盂造影

逆行肾盂造影是膀胱镜检查时，以导管插入输尿管，注入造影剂而使肾盂显影。

适应证：① 静脉尿路造影显示不满意或不显影者；② 明确尿路结石的部位，特别是阴性结石的部位。

禁忌证：① 尿路狭窄者；② 小儿；③ 急性泌尿系统感染或严重血尿患者；④ 严重的心血管疾患。

逆行肾盂造影是经膀胱将输尿管导管插入输尿管，注入造影剂，使肾盏、肾盂、输尿管显影。目前，逆行肾盂造影可在视频监控下进行，可将导管尖端放到任何需要部位，从而得到最满意的效果。

两种造影法都可以了解肾盏、肾盂、输尿管及膀胱的病变。

急性肾盂肾炎一般不做 IVP。慢性肾盂肾炎 IVP 主要的 X 线征象是肾盂肾盏的显影时间延长，浓度减低，患者肾脏变小，肾实质呈局限性萎缩，以肾皮质变薄为主或有肾外缘局部凹陷，伴有邻近的肾盏变钝或呈鼓槌状等变形；肾盂有时也可变形，有扩大积水现象。

静脉肾盂造影除能了解尿路是否有功能性或器质性异常外，还可以判断肾脏的排泄功能，肾影大小、形态，肾盂、肾盏有无瘢痕、变形等，并对鉴别肾盂肾炎、肾结核、肾肿瘤也有一定的意义。凡在临床上怀疑有尿路异常者，如男性青壮年患者、儿童患者、反复发作的女患者，尿路感染并有菌血症者、肾绞痛者，或有肾结石史者，均应作静脉肾盂造影检查。对于慢性肾盂肾炎已有肾功能不全者，以往认为不宜做 IVP，但近年来，经实践证明并非禁忌证，可应用大剂量静脉滴注作肾盂造影。

逆行肾盂造影的优点是肾盂、肾盏充盈良好，显影清晰，有利于对细微结构解剖的观察；对肾功能不良的病例仍能使其显影；做膀胱检查时，还可以了解膀胱及输尿管的情况。主要缺点是创伤性检查，可引起痉挛、肾绞痛，且有上行性感染的危险，故临床上，一般仅用于静脉肾盂造影达不到诊断目的的病例检查。

91. 上消化道造影的适应证有哪些？

（1）常规上消化道造影
适应证：有任何上腹部不适及消化道症状，疑有胰腺囊肿及胰头癌等。

禁忌证：有上消化道穿孔，肠梗阻，肠道大出血后 1 周之内。

（2）胃及十二指肠低张双对比造影
适应证：适用于早期胃癌、胰头癌、十二指肠癌和胆管癌等到和普通胃肠道造影可疑病例。

禁忌证：同常规造影；低张药品使用禁忌者。

92. 高分辨 CT 对诊断早期癌症的意义及如何鉴别肿瘤的良恶性？

众所周知，X 线是普查肺癌的传统方法，但由于其结构层叠且密度分辨率较低，对于 1 cm 以下的微小病灶常常不能发现。而 CT 比 X 线胸片具有更高的密度分辨率，横断扫描避免了结构的重叠，可发现肺内的细小病灶，并能清晰地显示肿块大小、边缘、密度及对周围组织的侵犯程度。对早期肺癌的诊断有重要价值。

健康人群，最容易忽视自己的健康，据报道我国通过体检筛查发现肺癌有 70% 左右是早期的，而早期肺癌手术切除后的 5 年生存率达 70%~100%，由此，肺癌早期发现、早期诊断、早期治疗是提高肺癌患者生存率的关键，而高分辨率 CT 扫描又是发现早期肺癌最有效的检查手段。

首先要进行增强扫描，在血管中注入造影剂，由于癌细胞生长活跃，血供丰富，在薄层增强的 CT 扫描图像上，肺癌结节具有许多特征：结节周围有小的分叶及毛刺，可见胸膜牵拉征象，密度不均匀，局部可见坏死，增强扫描后强化值常高于良性结节，且恶性肿瘤常常伴有纵隔等区域的淋巴结转移。

CT 增强扫描应该对良恶性有所区别，报告结论上有所体现：良性肿瘤一般边缘光整，强化不明显。恶性肿瘤边缘毛糙模糊，强化明显。临床表现上：良性肿瘤一般没有明显症状，恶性肿瘤症状较明显，会有恶病质、消瘦等。不过具体判断良恶性之分，还是要依据穿刺活检，取病理组织进行检查。

93. 冠脉 CTA 检查的意义是什么？

CTA 是以螺旋 CT 尤其是多层螺旋 CT 扫描成像为基础，通过血管内注射对比剂，达到显示全身各部位血管（包括动脉和静脉）为目的的一项检查技术。在临床上通常所说的 CTA 就是 CT 动脉成像。

冠脉 CTA 对中低危的冠心病患者是一种高效的排除工具，值得信赖，它可以用于判断大动脉炎、动脉硬化闭塞症、主动脉瘤及夹层等病变，不仅能显示冠脉管腔的狭窄程度，还可根据斑块的密度判断其稳定性，如果斑块密度呈钙化密度，说明其稳定性较高。如果斑块的 CT 值在 0 左右，说明斑块极不稳定，容易脱落造成血管阻塞，该类冠心病患者就属于高危人群了，应尽早积极处理，降低患者的突发死亡危险。

此外，少数较特殊的冠状动脉变异也逃脱不了冠脉 CTA 的眼睛，它能清晰地显示冠脉的结构及与心脏的解剖关系，无论是冠状动脉起源异常，还是冠状动脉—肺动脉瘘等，冠脉 CTA 都能准确显示，让阅片医生能够一目了然，从而做出正确的判断。

需要进行冠脉 CTA 检查的人群：心血管疾病患者。

适应证：

① 易患冠状动脉疾病的高危人群，如有高血压、糖尿病、高血脂、有冠脉疾病家庭史及吸烟等危险因素者。

② 运动心电图检查出现异常。

③ 不明原因胸痛。

④ 患冠状动脉疾病但不愿意或不适宜行传统冠状动脉血管造影术的定期随访患者。

⑤ 随访已施行冠状动脉桥术后血管的畅通程度。

虽然冠脉 CTA 好处多多，但并不是所有人都能做此项检查，它要求患者的心律整齐且心率控制在 90 次 / 分以内，60~70 次 / 分最佳，意识清醒，能够配合医生进行检查。此外，对海鲜等含碘物质严重过敏者，禁做此项检查，以免发生造影剂过敏反应。

94．头颈部 CTA 检查的重要作用是什么？

头颈部血管性疾病，已经成为继冠心病之后导致人类死亡的第二位疾病，严重危害着人类的健康。头颈部动脉的狭窄或闭塞常常能引起脑梗塞。随着 64 排及 64 排以上螺旋 CT 的应用，因为无创、快捷、成像清晰等特点，只需在周围静脉高速团注对比剂，螺旋 CT 进行快速、连续容积数采集，然后利用后处理软件，得到二维及三维图像，就可清晰显示头颈血管形态及其毗邻关系，对于寻找头颈血管病因，特别对动脉瘤、脑血管畸形、头颈部血管狭窄及闭塞性病变、烟雾病及脑肿瘤等方面具有十分重要的临床价值，它还可以判别血管壁斑块的性质，测量斑块体积，为临床制订治疗方案提供可靠依据，并用于治疗后的随访检查。

95．尿路 CTU 检测的意义是什么？

尿路 CTU 又称尿路造影检查，真正含义就是尿路 CT 成像，平扫和动静脉延迟期扫描是它的重要组成部分。它高效快捷，在短短的几分钟之内就可完成整个尿路的图像采集，通过后期计算机图像重建，能清晰地显现出从双肾经输尿管到膀胱的整个尿路的情况，大大提高了尿路疾病的检出率。

尿路 CTU 的成像范围大，可观察整个泌尿系统的宏观结构。可清晰显示肾盂、肾盏、输尿管的变异、受压、狭窄、扩张及畸形；可观察良恶性肿瘤的大小、形态、位置及毗邻关系；可清晰显示泌尿结石的大小、位置、形态等改变；还可以显示输尿管的形态，观察输尿管肿瘤的大小、形态、性质及输尿管管壁的受侵程度。CTU 还可以诊断肾缺如、异位肾、扭转肾。对泌尿系肿瘤、炎症、狭窄、结石及先天畸形等疾病有很好的诊断价值。

96．钼靶检查有什么意义？

钼靶是专门用于乳房及其他软组织的软 X 线检查，它穿透力弱，射线量小，所摄照片的对比度和清晰度非常高，对于腺体组织不丰富者，一些细微结构和小病灶都能在照片上得到很清晰的显示。钼靶是目前国际上公认的乳腺病检查的金标准。它是乳腺病变，尤其是早期乳腺癌最有效的诊断技术之一，据统计数据表明，近年来由于钼靶 X 线检查在临床上的普遍应用，使原位癌、导管内癌等早期隐匿性乳腺癌的检出率大大提高。钼靶 X 线检查已成为当今诊断乳腺病最有效、最可靠的手段。

国外的妇女乳腺癌普查结果显示，早期 X 线摄影普查可以降低 55~74 岁妇女的乳腺癌病死率。因此早期乳腺摄影普查是非常重要的。当遇到以下情况时，要考虑定期进行乳腺钼靶检查：

① 有乳腺癌家族史。

② 临床或其他检查怀疑有病变者。

③ 曾患乳腺良性病变（如良性肿瘤、乳腺增生等）和曾患对侧乳腺癌的患者。

④ 第一胎的生育年龄大于 35 岁，或未生育、产后未哺乳。孕激素、胎盘分泌的雌激素对乳腺癌的发生有一定的保护作用，但只有经过正常的生育和正常的哺乳的情况下，孕激素及胎盘分泌的雌激素才起到正常的保护作用。

⑤ 月经周期短。因为月经周期短说明雌激素作用时间长。

⑥ 绝经后雌激素水平高或采用雌激素替代治疗。

⑦ 月经初潮年龄小于 12 岁或绝经年龄大于 55 岁者。月经初潮早、绝经晚的人群，说明雌激素作用于乳腺的时间比较长。

乳腺钼靶检查的好处是：

① 它可作为一种相对无创伤的检测方法，能比较全面而正确地反映出整个乳房的大体解剖结构。

② 可以比较可靠地鉴别出乳腺的良性病变和恶性肿瘤。

③ 根据 X 线检查，可发现某些癌前期病变，并可以进行随访摄片观察。

乳腺钼靶检查具有全面、直观、操作简单、安全和费用比较低廉等特点，已成为公认的乳腺癌临床常规检查和乳腺癌预防普查的最好方法之一，对发现早期癌症，提高乳腺病变诊断符合率和患者的生存率作出了贡献。

97. 脊柱 DR 检查的意义？

X 线数字化摄影检查（DR 检查）	DR 胸部正位检查	利用数字化 X 线摄影系统，对胸部进行透视检查，可筛查肺炎、肺气肿、胸膜炎、气胸、肺结核、肺癌等。对心脏、主动脉、纵隔及胸腔内骨骼的疾病均有诊断价值，是肺部脏器检查的重要体检项目。影像比普通 X 线机透视更清晰
	DR 胸部正侧位检查	利用数字化 X 线摄影技术对胸部正侧位透视检查，可筛查：肺结核、肺肿瘤、胸腔积液、气胸、支气管炎、肺炎、肺气肿、胸膜病病、纵隔疾病、心脏疾病（如高心病、肺心病、风心病、先心病）及主动脉疾病。影像比普通 X 线机拍片更清晰，并可使受检部位的影像永久保留

（续表）

X线数字化摄影检查（DR检查）	DR 颈椎正侧位检查	利用数字化 X 线摄影系统，对颈椎进行正侧位透视，可检查颈椎有无骨质病变，关节关系是否正常，椎间孔大小有无异常，颈椎生理弯曲度是否存在，可筛查颈椎病等病变。影像比普通 X 线机透视更清晰
	DR 颈椎侧双斜三位检查	利用数字化 X 线摄影技术（DR），对颈椎侧位、双斜位三个方向透视检查，可了解颈椎有无骨质病变，关节关系是否正常，椎间孔大小有无异常，颈椎生理曲度是否存在，可筛查颈椎病等病变。可使受检部位的影像永久保留
	DR 颈椎正侧双斜四位检查	利用数字化 X 线摄影技术对颈椎透视检查及四个方位拍片检查，比三位片更准确地了解颈椎有无骨质病变、椎间孔是否变小、椎间隙是否狭窄、颈椎生理曲度是否存在。可筛查颈椎病等病变，可使受检部位的影像永久保留
	DR 胸椎正侧位检查	利用数字化 X 线摄影技术对胸椎正位、侧位透视检查，可筛查胸椎有无骨质病变、关节关系是否正常、椎间孔大小有无异常、锥体有无异常等胸椎病变。可使受检部位的影像永久保留
	DR 腰椎正侧位检查	通过数字化 X 线摄影技术对腰椎正位、侧位透视检查，可筛查：腰椎有无骨质病变、关节关系是否正常、椎间孔大小有无异常、椎体有无异常等腰椎病变。可使受检部位的影像永久保留
X线数字化摄片（DR摄片）	DR 胸部正位摄片	通过数字化X线摄影技术对胸部正位拍片，可筛查：肺结核、肺肿瘤、胸腔积液、气胸、支气管炎、肺炎、肺气肿、胸膜疾病、纵隔疾病、心脏疾病（如高心病、肺心病、风心病、先心病）及主动脉疾病。影像比普通 X 线机拍片更清晰，并可使受检部位的影像永久保留
	DR 胸部正侧位摄片	通过数字化 X 线摄影技术对胸部正位、侧位拍片，比胸部正位片定位更准确，可筛查：肺结核、肺肿瘤、胸腔积液、气胸、支气管炎、肺炎、肺气肿、胸膜疾病、纵隔疾病、心脏疾病（如高心病、肺心病、风心病、先心病）及主动脉疾病。可使受检部位的影像永久保留
	DR 颈椎侧双斜三位摄片	通过数字化 X 线摄影技术，对颈椎侧位、双斜位三个方向拍片，可了解颈椎有无骨质病变、关节关系是否正常、椎间孔大小有无异常、颈椎生理曲度是否存在，可筛查颈椎病等病变。可使受检部位的影像永久保留
	DR 颈椎正侧双斜四位摄片	通过数字化 X 线摄影技术对颈椎四个方位拍片检查，比三位片更准确地了解颈椎有无骨质病变、椎间孔是否变小、椎间隙是否狭窄、颈椎生理曲度是否存在。可筛查颈椎病等病变，并使受检部位的影像永久保留

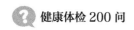

（续表）

X 线数字化摄片（DR 摄片）	DR 胸椎正侧位摄片	通过数字化 X 线摄影技术对胸椎正位、侧位拍片，可筛查胸椎有无骨质病变、关节关系是否正常、椎间孔大小有无异常、锥体有无异常等胸椎病变。可使受检部位的影像永久保留
	DR 腰椎正侧位摄片	通过数字化 X 线摄影技术对腰椎正位、侧位拍片，可筛查腰椎有无骨质病变、关节关系是否正常、椎间孔大小有无异常、椎体有无异常等腰椎病变。可使受检部位的影像永久保留

98. 骨密度仪测定骨密度安全吗？

目前最好的骨密度检测设备是双能 X 线吸收仪，俗称骨密度仪。通过骨密度仪测得的骨密度值是目前诊断骨质疏松的金标准，同时也能预测将来发生骨折的危险性，骨密度值愈低，发生骨折的危险性愈大。骨密度测定是安全且无创的，扫描时间仅需 2 分钟，患者接受的射线量相当于拍一次胸片的 1/30，因此除孕妇外，其他人都可以进行检查。

第五篇 超声影像学检查

99. B 超检测诊断仪可以检查人体哪些部位和脏器?

B 超检测常规检查项目有肝脏、胆囊、胰腺、脾脏、双肾等。医生摸及甲状腺或乳腺肿块,则须加做甲状腺、乳腺高频彩超;如检查摸及盆腔肿块,则须加做子宫、卵巢超声检查。

100. B 超检查前需要做哪些准备,检查时为什么要涂抹胶状物质?

探测易受消化道气体干扰的深部器官时,需空腹检查或做更严格的肠道准备。如腹腔的肝、胆、胰的探测前 3 日最好禁食牛奶、豆制品等易于发酵产气的食物,检查前晚清淡饮食,检查前 8 小时内需空腹,禁食、禁水。

(1)胆囊和胰腺 B 超

做胆囊 B 超检查前一天要少吃油腻食物,检查前 8 小时(即检查前一天晚餐后)不应再进食。胰腺 B 超检查的准备同胆囊 B 超检查。

(2)脾脏 B 超

单纯检查脾无需特殊准备,但饱餐后脾向后上方移位,影响显像,故以空腹为好。

(3)腹膜后器官 B 超

准备同胆囊 B 超检查。如需要区别病变是否在盆腔,检查前还要保持膀胱充盈。遇腹腔气体过多或有便秘的情况,医生可能嘱检查前日晚服缓泻药,或在检查前灌肠，体检者应当认真配合。

（4）肝脏和肾脏 B 超

检查前一般无需特别准备，但最好是空腹进行。

（5）妇产科 B 超

检查前 2~3 小时应停止排尿，必要时饮水 800~1 000 ml，使膀胱有憋胀的感觉。如果是在怀孕初期，则不必饮水，以免膀胱过度充盈而压迫子宫。现在也可选择阴道超声检查，可以省却饮水憋尿的麻烦。

为防止误诊，对腹部、盆腔和腹膜后肿瘤，尤其是肿块不大者，检查前应先排便，必要时可作清洁灌肠。

凡确诊为传染性肝炎的患者，由于探头难以及时消毒，为避免交叉感染，一般不宜作 B 超检查，最好进行保肝治疗，待肝功能恢复正常后再查。

B 超检查时，常规采用的探测法是直接探测法（即探头与受检者的皮肤直接接触）。使用此法时必须在探头与皮肤之间涂布耦合剂，其目的是充填皮肤表面的微小空隙，不使这些微小空隙间的微量空气影响超声的穿透。耦合剂为水溶性高分子凝胶，其声阻抗与人体软组织相近，无毒、无刺激、对皮肤无过敏、对衣服无污染，易清除。

101. 做上腹部脏器超声时为什么需要空腹？

超声波显像与其他影像学成像不同，气体干扰是首要天敌，在腹部超声检查中表现得尤为明显。这是因为超声波固有的声学特性所致，胃肠道气体增多会导致超声波的反射增加，明显影响图像质量，很多受检者由于检查前相关准备工作不充分，往往延误检查。

一般来说，需要空腹检查的上腹部脏器包括肝脏、胆囊、胆管、胰腺、肾上腺、肾动脉、左肾静脉、腹部血管、腹膜后、上腹部肿块。

胆囊的大小、胆囊壁的厚薄，通常随着进餐而发生改变，进食后胆囊收缩变小，很难区分胆囊是生理性还是病理性变化，同时也影响胆囊腔内病变的显示，当人体空腹 8~12 小时后，胃内容物完全排空，这时胆囊呈充盈状态、壁薄光滑张力大、胆囊充满胆汁，内部透声好，病理状态胆囊体积小或大、囊壁厚不光滑、囊内壁有强回声光点附着（附壁结石或息肉），或囊腔内有可移动的伴有声影的高或强回声光点、团块、颗粒（结石或胆泥团）……如果餐后胆囊收缩了，难以确定是否为病理状态的超声征象，而结石、息肉等可能显示不出或难以辨别。如果检查前进食，尤其是进高脂肪餐后，胆囊就会收缩以分泌胆汁促进食物消化，进食后胃肠蠕动加快，胃肠气体增多，检查时就不能清晰、准确地显示胆囊。

胃肠内容物增多，上述器官会有不同程度被推挤，某些器官边缘不易显示会有信息漏掉；而且胃肠内容物阻挡了大部分的超声波的穿透，使其后方的器官显示差或部分不显示；气体的干扰将使腹膜后大血管及双肾动脉更难以显示，尤其是气体随着肠蠕动而运动亦会产生彩色伪影，使得血流信号难以清楚显示。

所以，为了避免胃肠道气体和内容物的干扰，检查前一晚，受检者应清淡饮食，可以在检查前一天少吃肉类、蛋类、豆类等产气多的食品，保证充足睡眠，并于次日清晨空腹检查，这样才能达到超声检查的最佳效果。

102．为什么 B 超检查女性子宫和附件、男性前列腺时需要大量饮水储尿？

在人体脏器的解剖学角度，从腹部往背部投影时，女性的子宫和卵巢、男性的前列腺位于膀胱后、直肠前。用 B 超诊断仪检查女性的子宫和卵巢、男性的前列腺时，如果适度充盈膀胱，使充盈的膀胱形成良好的"透声窗"，可使膀胱与子宫及卵巢、前列腺等形成明显反差对比，便于观察盆腔内脏器和病变，为减少肠腔内气体和粪便对声像图干扰，宜在超声检查前排空大便，检查前一天不食产气的食物，如豆类、肉类等。必要时可行清洁灌肠，对盆腔深部检查，还可采取直肠内水囊充盈法，形成"后透声窗"，使女性的子宫和卵巢、男性的前列腺病灶的周边回声更为清晰。

103．B 超检查颈部血管有何临床意义？

颈部血管超声检查方便快捷、无创伤，可迅速提供颈部血管解剖学信息和血流动力学改变。其临床价值体现在以下方面：① 有效显示颈动脉；② 鉴别有无动脉硬化斑块和低回声斑块；③ 了解狭窄引起的血流动力学改变；④ 确定斑块表面有无溃疡；⑤ 确定颈动脉狭窄的程度；⑥ 评价治疗的效果。

104．B 超检查到颈动脉斑块中的软斑和硬斑有何不同意义？

颈动脉斑块其实就是沉积在血管壁上的脂质与一些炎症细胞的混合物。斑块如果从血管壁上脱落，有可能随着血流进入脑部，可能堵塞脑部血管引起脑梗死，严重者可危及生命。超声报告中的"硬斑"稳定性比"软斑"或"混合斑"高，越稳定的斑块，脱落的危险性越小，因此相对安全。

105．为什么要做甲状腺 B 超检查？

甲状腺是人体重要的内分泌器官，主要是分泌甲状腺激素。甲状腺激素对维持人体正常的新陈代谢具有重要作用，如果分泌不足，患者会产生怕冷、便秘、反应迟钝等功能低下的症状，如果分泌过多则会引起多食、消瘦、心率加快等功能亢进的症状。甲状腺疾病发病率高，大约有 1/3 的人甲状腺存在不同程度的问题，尤其是老年人易发生隐匿的甲状腺功能异常及甲状腺肿瘤，因此需定期进行 B 超检查，以便早期发现并治疗。

若 B 超发现有甲状腺结节或者囊肿，也先不要惊慌。甲状腺囊肿及结节情况是否严重取决于肿块的大小及性质，一般单个较大结节、表面不光滑且活动度不好的，需要到专科就诊，由医师分析病情决定是否需要手术治疗。如果是多个小结节，直径在 1 cm 以内的，可以定期复查 B 超，观察病变是否长大或有无性质的变化，如果肿块在短期内长大，要立即就医。

106．B 超检查胆道的常见异常和疾病有哪些？

B 超检查可以发现胆结石、肝内外胆管结石、胆囊增生性疾病、胆囊胆固醇沉着、胆囊肌腺征、胆囊腺瘤、胆囊癌等。彩色多普勒在胆囊癌的诊断中有重要意义。

胆囊是含液空腔脏器，故而胆道系统疾病的诊断，B 超是首选。B 超诊断胆囊结石准确率达 95%。诊断肝内胆管结石的敏感性及特异性均在 90% 以上，B 超不仅能够定性诊断，而且能够明确结石的分布。但 B 超诊断肝外胆管结石较困难，其原因是胆汁的对比条件较差，尤其是含气肠袢的干扰使肝外胆管显示比较困难。原发性胆囊癌是一种恶性程度较高的肿瘤，由于早期无特殊症状和体征，诊断往往被延误；晚期可产生显著症状。胆囊癌多伴有慢性胆囊炎和胆囊结石病史，其假阳性和假阴性较高。

107．B 超检查结果有胆、肾结石，是否需要马上动手术及手术适应证是什么？

（1）胆囊结石

胆囊结石患者一般可有右上腹不适、厌油腻等症状，也可能没有明显的症状。结石在胆囊内一般是活动的，可以随着体位的改变而四处滚动，如果卡在胆囊管内，可导致右上腹绞痛、发热等症状。

发现胆囊结石，如无不适症状可暂行观察，如有右上腹疼痛、腹胀等不适，要咨询肝胆专科医生治疗。肾结石患者则要到泌尿科进一步诊治，有些肾结石需结合内科治疗，有些可作体外震波碎石治疗，有些需要手术治疗。

胆结石按其症状可分为无症状结石及有症状的结石，手术治疗一般不主张做预防性胆囊切除，但对合并糖尿病的胆囊结石，应作胆囊切除术。

无症状的胆囊结石主要采取预防性胆囊切除术：① 合并糖尿病的胆囊结石，胆囊无功能大的胆囊结石，直径大于 3 cm 的胆囊结石发生胆囊癌的机会要比小于 1 cm 者高 10 倍；② 萎缩性胆囊，上腹部手术时发现胆囊结石有急性胰腺炎病史的胆囊结石。

有症状的胆囊结石的治疗，胆囊结石产生症状 20% 表现为急性胆囊炎，60%~70% 为慢性胆囊炎。

结石性急性胆囊炎的治疗原则是急诊胆囊切除术，手术时间一般是在发病 3 日内为宜。至于病变已属后期，右上腹已形成包块，而炎症无扩散者可以采用非手术疗法观察。化脓明显、有扩散趋势者，以及一般情况极差、手术耐受性不良者宜行胆囊造瘘术。

结石性慢性胆囊炎，胆囊切除术是首选和具有肯定疗效的方法。胆囊切除有开腹胆囊切除和腹腔镜胆囊切除之别，两者都是安全有效的手段，而且腹腔镜胆囊切除术有创伤小、痛苦少、恢复快等优点，因而迅速得到广泛接受，并有取代传统开腹胆囊切除术的趋势。

（2）肾结石

静止的肾结石大多无症状，而结石移动时间引起肾绞痛和血尿。大的结石可造成局部阻塞，引起肾盂积水、压迫肾实质、影响肾功能。肾结石还促使尿路感染，容易再发。

肾结石在早期时一般没有明显的症状，所以患者很容易疏忽治疗，从而造成病情加重，就要通过肾结石手术才能有效治疗。但是在进行肾结石手术时也必须提高谨慎，肾结石手术有可能造成手术并发症。

常见的肾结石手术后造成的适应证有：反复发作肾绞痛，有估计不能排出或不能溶解的肾结石；小结石短期内未排出或直径 0.8 cm 以下者，肾功能良好和无明显感染者，可采用中西医结合内科治疗，但对于肾结石直径超过 1 cm 者，非手术治疗则较难排出。其次，合并严重梗阻也是肾结石手术后常见的并发症，它会严重感染危及肾实质。尿路感染与梗阻互为因果，结石在梗阻和感染的情况下增大迅速，几周内便可形成一鹿角形大结石。上述情况均应尽早手术取出结石，纠正梗阻，控制感染。有手术指征而延缓手术，术后结石复发率高，甚至失去肾功能。手术适应证还包括急性梗阻性无尿或少尿、无功能的脓肾、结石引起的癌变等情况。

虽然随着现代医学水平的发展，肾结石手术的成功率与安全性都大大提高，但是进行肾结石手术的患者依然必须提高对手术并发症的警惕，及早发现症状、及时治疗是保证手术取得良好效果的关键。

108. B 超能检查出哪些脾的常见疾病？

通过 B 超检测能够发现脾脏常见疾病有：脾肿大、脾囊肿、脾血管瘤、脾淋巴瘤等。B超有助于迅速诊断脾肿大及其程度，是脾囊肿影像学检查中的首选方法。脾血管瘤一般无明显临床症状，常在腹部B超检查时被发现；脾淋巴瘤临床表现缺乏特异性，故易于漏诊；脾内低回声局限性病变有助于提示诊断。

109．B超检查肝脏的临床意义是什么？

B超检查的主要是早期发现病变，可以检出弥漫性肝病和局灶性肝病两类：

（1）弥漫性肝病
主要为脂肪肝、肝硬化、肝血吸虫病等。

（2）局灶性肝病（肝占位性病变）
主要为肝癌、肝血管瘤、肝囊肿等。

脂肪肝、肝硬化、肝血吸虫病、肝血管瘤、肝囊肿等在声像图上有一定的特征性，易于诊断。而肝癌的声像图则变化多，需进一步确诊须做CT平扫加增强或超声造影。

110．B超与CT检查对诊断脂肪肝的区别及重要性是什么？

弥漫性脂肪肝在B超图像上有其独特的表现，但脂肪肝并不都是整个肝脏的弥漫性分布，有些病例肝内有不规则脂肪化和局限性低脂肪化灶。

有些"非均匀性脂肪肝"会被怀疑为肝占位性病变。这是因为患非均匀性脂肪肝后，大部分肝细胞内存在着大量的脂肪颗粒，只有局部区域的少数肝细胞内脂肪含量较少，有人将这局部区域称之为"肝岛"，因为这些脂肪含量少的肝组织就像大海中的岛屿。这样，脂肪含量高的肝细胞和脂肪含量少的肝细胞之间就形成明显差别。做B超检查时，超声图像上会显示一个或数个类似肿瘤样的低回声区，很容易被识别为"占位性病变"。遇到这种情况不妨换家医院或换一位医生再做一次B超，有经验的医生是会识别出来的。

B超检查是确诊有无脂肪肝的重要依据，也可用来监测脂肪肝的发展过程，其操作简便且廉价，不会给患者带来痛苦和损害。因此，目前 B 超检查已作为诊断脂肪肝的首选方法，并可用于人群脂肪肝发病率的流行病学调查。但应注意，体型肥胖者腹壁肥厚，也可使 B 超的声像图衰减，导致一些并无肝内脂肪沉积的患者误诊为脂肪肝，另外，B 超对肝内脂肪堆积程度仅能作出粗略的判断。

CT 是一种新型的诊断方法。CT 检查可以清晰地显示肝、胆、胰的形态和结构，对诊断肝脏疾病有很大的帮助，CT 检查可以用来确定脂肪肝的有无及其程度。CT 检查不受腹部脂肪和结肠等含气脏器的干扰，因此对脂肪肝的诊断及其程度的判断优于 B 超检查，且能确认局灶性脂肪肝。但 CT 检查价格高，且有一定的放射性，故 CT 检查不是诊断脂肪肝的常用方法。

111．B 超检查肾脏的常见疾病及其临床意义有哪些？

B 超检查能发现肾先天性异常、肾结石、肾囊性疾病（肾积水、肾囊肿、多囊肾）、肾错构瘤、肾癌等。

B 超对肾囊性疾病、肾先天性异常诊断比较明确，对肾结石检出的敏感性略高于 X 线检查，它有助于发现 0.5 cm 甚至更小的肾结石，并能检出透光结石，故弥补了 X 线平片检查的不足；B 超检查对肾肿瘤的诊断具有重要价值，并已成为首选的影像诊断方法，有助于早期肾癌的诊断。

112．什么是超声心动图，体检做超声心动图有何意义？

超声心动图是利用超声的特殊物理学特性检查心脏和大血管的解剖结构及功能状态的一种首选无创性技术。临床常用的有三种：M 型超声、二维超声和多普勒超声心动图。通过该检查可了解心脏结构变化的情况如肥厚、室壁瘤、瓣膜开放及闭合、心内分流等情况；了解左心室室壁运动情况；了解心脏收缩及舒张功能的情况等。

M 型超声心动图和二维超声心动图可实时观察心脏和大血管结构，对心包积液、心肌病、先天性心脏病、各种心瓣膜病、急性心肌梗死的并发症（如室间隔穿孔、乳头肌断裂、室壁瘤、假性室壁瘤）、心腔内附壁血栓形成等有重要诊断价值。对心脏肿物、冠心病、心包疾患、高血压性心脏病、肺心病、人工瓣膜随访、大血管疾患也有辅助诊断价值。

多普勒超声可探测血流速度和血流类型，因而对有分流和返流的心血管疾病诊断帮助很大，可进行定量或半定量分析，与 M 型和二维超声心动图相结合益处更大，还能较准确地提供左室收缩和舒张功能的定量数据。

三维重建超声心动图仍处于研究阶段，主要想解决心脏的定量分析和提供更清晰的立体结构，各种负荷超声心动图主要是为了提高超声心动图对冠心病的诊断价值，通过运动或应用多巴酚丁胺来增加心脏负荷或用潘生丁产生窃血诱发心肌缺血，缺血处心肌收缩期运动减弱或不运动，本法对诊断冠心病的敏感性和特异性优于心电图运动试验。

经食管超声是经胸超声心动图的一种补充，目前已在国内少数大医院开展，主要应用范围有：确定栓子的来源，特别是对经胸超声不能获得满意图像及左心耳部血栓、感染性心内膜炎、主动脉夹层、术中监测等。

血管内超声主要应用于冠脉内，使用直径 1.1~1.8 mm 的导管顶端装有超声探头，将其放置到冠脉病变部位可更好地观察病变外形，且可根据回声特性判断病变构成，这一点优于冠脉造影。还可用它观察经皮腔内冠状动脉成形术（PTCA）后冠脉的结构变化。

造影超声心动图仍处于研究阶段，有可能成为一种估价局部心肌灌注的有用方法，目前尚缺少理想的造影剂。

113．心电图与超声心动图在诊断上有什么区别？

心电图的检查意义在于：用于对各种心律失常、心室心房肥大、心肌梗死、心肌缺血等病症检查。

超声心电图：利用超声波检查，将心脏各层结构界面活动情况，其空间和时间的变化以影像或曲线形式记录下来，即超声心动图。它有 M 型和切面超声心动图两种，可用于以下诊断：

① 根据心脏各瓣膜回声情况诊断瓣膜疾病。

② 根据心内异常回声诊断心脏肿瘤、赘生物、血栓形成及心包积液。

③ 诊断先天性心脏病。

④ 对冠心病、心肌病等提供诊断依据。

⑤ 诊断肥厚性心肌病。

⑥ 测量心脏各腔室大小，计算心搏量判断心功能。

⑦ 观察人工瓣膜功能状态。

⑧ 解释和鉴别异常心音和心脏杂音。

114．B 超检查胰腺能发现哪些疾病？

B 超检查可以发现胰腺常见疾病有：胰管结石、胰腺囊肿（真性囊肿及假性囊肿）、胰腺癌等。慢性胰腺炎的诊断比较困难，超声显像诊断慢性胰腺炎不如 CT，但对假性囊肿诊断较明确。近年来，胰腺癌发病率有明显上升趋势，一旦被发现往往已是晚期。但胆总管扩张往往先于黄疸，胰头癌又占整个胰腺癌的大多数，故用超声筛选胆总管扩张，可发现早期胰腺癌。

115．阴道 B 超检查的意义是什么？

阴道 B 超是将高频的经阴道专用腔内探头直接放入阴道内，紧贴窟窿，从而使盆腔器官的声像图更清晰，尤其以对子宫内膜和卵巢的观察更为清晰。同时，在检查过程中，不需充盈膀胱，且不受肥胖的限制，目前已成为妇女超声检查的重要手段之一。

这种检查虽然简单，但不是人人适合，如未婚女性、阴道出血、中晚期妊娠和妊娠期流血、过大的盆腔肿块等情况不宜使用。一般来说，经腹彩超和经阴道彩超检查结合起来，互为补充，将会达到最好的诊断结果。

116．为什么女性需要定期做乳腺超声检查？

对于每个女人来说，胸部不仅是一个女人魅力的象征，也是健康问题的所在。而近年来乳腺疾病的发生概率年年都呈增高的趋势，这对女性的健康是巨大的威胁。

乳腺超声检查已成为临床必不可少的影像学检查方法。目前，超声已能检测出小至 3~5 mm 的乳腺隐匿性微小病灶，甚至有可能识别出小于 1 mm 的乳腺微钙化，特别是对伴有病灶的恶性微钙化的诊断价值极高，因此高频超声能有效地检出并识别早期的乳腺癌。所以女性定期进行乳腺筛查意义重大。

通过 B 超检查可发现的乳腺常见疾病有：乳腺病、乳腺纤维腺瘤、乳腺导管内乳头状瘤、乳腺癌等。

B 超检查是乳腺肿块鉴别诊断首选方法之一。优势是易于发现致密型乳腺内的病变，无放射性、可重复性强，适宜于年轻女性、哺乳期、妊娠期检查。劣势是肿块外的微小钙化难显示。对 50 岁以下的患者，超声的敏感性高于 X 线；50 岁以上的患者 X 线的敏感性高于超声；超声发现肿块，优于 X 线；发现微小钙化，X 线优于超声；两者联合应用可提高乳腺癌诊断敏感性和特异性。

117．B 超检查子宫的意义及常见异常有哪些？

B 超检查不受体检者未婚、肥胖或腹壁紧张等因素影响，能准确观察到子宫的大小、形态以及肌瘤的大小、位置、数量等；B 超能清晰显示出子宫切面的全貌及与比邻组织的关系，可以清晰观察到节育器在子宫内的位置，并且不受节育器种类的影响。B 超检查子宫还可以发现子宫发育异常、子宫肌瘤、宫内节育环、子宫体癌等异常。

118．B 超检查卵巢有什么意义？

卵巢囊性肿瘤是妇科常见的肿瘤，其发病率高，约占卵巢肿瘤的 90% 以上。可发生于各种年龄的妇女，B 超对囊性疾病具有良好的鉴别力，已成为首选的检查方法。原发性实质性卵巢癌多来自生殖细胞的肿瘤，主要多发于儿童、未生育妇女和未产妇。转移癌常为双侧，由胃肠道或乳腺转移到卵巢者成为库肯勃瘤。

119. 超声报告中说的"占位性病变"是什么意思？

"占位性病变"是医学影像诊断学中的专用名词。占位性病变通常泛指肿瘤（良性、恶性）、寄生虫、血肿等，而不涉及疾病的病因。

占位性病变并不等于癌症。占位性病变根据性质不同可分为恶性占位性病变和良性占位性病变。恶性占位性病变主要包括癌、肉瘤等，其中常见的是癌。肉瘤是一种来源于血管内皮细胞的恶性肿瘤，比较少见。

良性占位性病变从大体上可分为囊性占位和实质性占位两种类型，囊性占位性病变主要包括囊肿、脓肿等，其中囊肿较常见；实质性占位主要包括血管瘤、细胞腺瘤、局灶性结节性增生、局灶性脂肪肝、炎性假瘤、瘤样增生等，其中以血管瘤最为常见。发现有占位病变后，首先要定性诊断，即确定患者占位的性质，是良性还是恶性。各种影像学检查不但可以配合定性诊断，还可以进行定位诊断，也就是进一步确定占位病变的位置、大小、数目及其与周围组织的关系，为能否手术治疗提供依据。绝大多数的占位性病变对人体的危害是对其周围组织器官的压迫。

第六篇　其他诊断仪器检查

120．动态血压监测的临床意义是什么？

受检者处于身心安静状态测得的血压称为"基础血压"，在诊室、家里或其他场合测得的血压成为"偶测血压"。这些血压均有一定的局限性，不能代表全天血压和血压波动的情况，血压每日是有波动的，称为"血压变异"，血压变异正常者属生理性，异常者则为病理性，其对诊断和治疗均十分重要。

（1）动态血压与偶测血压相比的优点

① 去除了偶测血压的偶然性，避免了情绪、运动、进食、吸烟、饮酒等因素影响血压，较为客观真实地反映血压情况。

② 动态血压可获知更多的血压数据，能实际反映血压在全天内的变化规律。

③ 对早期无症状的轻度高血压或临界高血压患者，提高了检出率并可得到及时治疗。

④ 动态血压可指导药物治疗。在许多情况下可用来监测药物治疗效果，帮助选择药物，调整剂量与给药时间。

（2）适应证

① 怀疑白大衣性高血压　诊室血压不能代表真实情况，往往比自测血压和 24 h ABPM 高，为了正确诊治，应家庭自测血压或做 24 h ABPM。

② 怀疑夜间性高血压。

③ 诊断发作性高血压，有的继发性高血压，例如嗜铬细胞瘤或由于精神

神经因素，其血压呈发作性，诊室难以发现。

④ 诊断隐匿性高血压。

⑤ 老年性高血压。

⑥ 妊娠高血压。

⑦ 体位性高血压和体位性低血压评估，这在老年患者中并不少见，可能诉说晕厥或跌倒。

⑧ 诊断顽固性（难治性）高血压。这类血压指的是应用三种以上的有效降压药，其中包括利尿降压药，其血压仍 ≥ 140/90 mmHg。行 24 h ABPM 可明确诊断，且能了解夜间入睡后的血压，使之能得到正确处理。

⑨ 观察血压及其变异的情况。

⑩ 作为抗高血压药的治疗指南，现已公认，血压变异异常，即血压波动不正常，或血压持续增高不波动，同时为夜间血压异常增高，均严重影响预后，使心脏、脑、肾的负担更严重。

121. 动态心电图检测的临床意义是什么？

动态心电图因其是对活动状态下的患者进行长时间心电图记录而得名，俗称豪特（Holter）。它是普通心电图检查的一种补充方法。动态心电图是利用高科技手段，对大量的心电图数据进行快速分析、诊断的一种检查方法，它能在 15~30 分钟内对一个人 24 小时记录的全部心电图进行分析，作出诊断并打印出书面报告。

动态心电图的用途很广，主要用于捕捉阵发性心律失常，如有阵发性心动过速和早搏，记录它们的发生时间、数量、性质及分布状态；有无一过性的心绞痛、心肌缺血以及发作的诱因和发生时间。还可对一些经常出现心血管病症状（普通心电图没有阳性发现）的患者进行鉴别诊断。在这部分患者中，有的是心脏病引起的症状，也有相当一部分人是因为心脏异常而引发症状，如部分自主神经功能紊乱或更年期综合征患者等，这对临床医生作出正确诊断并有针对性进行治疗，有很大的帮助。

动态心电图具有五方面的作用：

① 观察正常人（包括小儿）心电图中心率和心律的动态变化。

② 对各种心律失常患者可检测出有无威胁生命的心律紊乱，以便得到及时合理的治疗。如室性早搏患者进行 Holter 动态心电图检查时，常见检测出成对或室性心动过速。

③ 常用于各种心血管疾病如心肌梗死、心肌病、心肌炎等心脏病所致各种心律失常的检测。

④ 动态心电图广泛用于抗心律失常药物的疗效的评价研究工作。

⑤ 动态心电图可应用于晕厥患者的研究，以发现心源性晕厥的病例，使患者得到及时治疗。

动态心电图的特点就是能记录患者 24 小时内心电图形。它相比普通心电图来说有许多优点，普通的心电图只是用电极记录患者在极短时间内的一段心电波形，一般来说是两三分钟，但是有些患者的心电图波形只是在某些时刻出现异常，所以如果让这样的患者做普通心电图是看不出什么问题来的，只有动态心电图能发现这样隐藏得比较深的身体的缺陷。所以动态心电图检查是判别心脏问题的比较可靠的一种方法。

122．心电图及运动平板试验的临床意义是什么？

心脏跳动时会产生电流，把电流的变化用心电图仪从身体特定部位记录成图片就是心电图。从心电图的变化，可以获得心脏跳动是否规律，心脏的形态结构是否有变化等重要信息，它是目前诊断心脏病的重要方法之一。

心电图检测能对心脏的搏动进行检查，可以了解有无心脏肥大、心律不齐、传导异常、冠状动脉硬化及心肌缺氧状况并通过检测来了解心脏的部分异常表现。

运动平板试验是一种心脏功能试验，是目前诊断冠心病最常用的辅助手段。方法是让受试者在一种平板上做步行运动（可做极量或次级量运动），运动量由改变平板机转速及坡度而逐渐增加。运动前先做一个普通心电图和测量血压，运动中连续心电图监护，间断记录心电图及测量血压。检查过程中医生都在身边了解患者胸闷、气短等不适感觉，以保证病人安全。如患者不能坚持，可以随时停止试验。本试验有利于对普通心电图是"正常"的冠心病患者的发现。

123．心电图检测中心律、心率、ST-T 段的区别及如何理解？

心率是每分钟心脏搏动的次数，正常成年人平均每分钟 60~100 次均属正常范围。同一个人在不同情况下心率有所波动。每分钟低于 60 次称为心动过缓，经常进行体力劳动和体育锻炼的人心率较慢，但老年人心率每分钟低于 50 次，病理性居多。每分钟高于 100 次称为心动过速，在发热、脱水、休克、甲状腺功能亢进、心力衰竭、呼吸衰竭等情况下心率加快。

心律是指心脏搏动的节奏，正常人的心脏搏动是由一个称为"窦房结"的地方进行指挥，因此正常人为窦性心律。各类心脏病可引发心律失常。

ST-T 改变是指常见的 T 波和 ST 段改变。T 波改变：T 波低平或倒置，常见于心肌缺血、低血钾等。ST 段改变：ST 段上移超过正常范围多见于急性心肌梗死、急性心包炎等；ST 下移超过正常范围常见于心肌缺血或心肌劳损。患冠状动脉粥样硬化性心脏病时，心电图改变主要是 ST 段压低或 T 波的低平或倒置，这是由于心肌缺血造成的。当心电图出现这一典型改变时，冠状动脉血流量一般已下降 70% 以上。所以，当检查心电图属正常情况时，也并不能完全排除冠状动脉粥样硬化性心脏病。

124．心电图检测发现窦性心律过速、过缓及不齐的状况和意义是什么？

窦性心动过速、是指成年人窦性心率超过每分钟 100 次，常见于运动后、紧张时或感染、发热、贫血、急性出血、甲状腺功能亢进、心肌炎和心力衰竭的患者。

窦性心动过缓是指成年人窦性心率每分钟在 60 次以下，常见于体力活动比较多的人、运动员和老年人，也见于患阻塞性黄疸、冠状动脉粥样硬化性心脏病、急性心肌梗死的患者，特别是要注意病态窦房结综合征等患者，具有很大的危险性。

一般窦性心律不齐不出现临床症状，所以临床意义不大，不需治疗。窦性心律不齐多与窦性心动过缓同时存在。只有明显窦性心动过缓时，需用阿托品、异丙肾上腺素、氨茶碱等增加心率的方法治疗。对由心脏病或药物等引起的非呼吸性窦性心律不齐者，应针对病因进行处理。

125. 脑电图检查的临床意义是什么？

将大脑细胞群的自发性、节律性电活动用电极加以引导接入放大和记录装置，以脑细胞生物电活动的电位为纵轴，时间为横轴，记录或显示的电位—时间关系曲线，就是脑电图，它对被检查者没有任何创伤。

脑电图检查包括常规脑电图、动态脑电图、视频脑电图等，是对大脑皮质的一项功能性检查，无创伤（犹如心电图一样对小孩无任何影响），简便易行、经济安全。因对癫痫、颅内占位性病变、颅内炎症等有较高的诊断或辅助诊断价值而被广泛应用于临床。

脑电图检查主要用于以下疾病的诊断：① 癫痫：脑电图对癫痫诊断价值最大，可以帮助确定诊断和分型，判断预后和分析疗效；② 脑外伤：普通检查难以确定的轻微损伤，脑电图可能发现异常；③ 对诊断脑肿瘤或损伤有一定帮助；④ 判断脑部是否有器质性病变，特别对判断是精神病还是脑炎等其他疾病造成的精神症状很有价值，还能区别癔病、诈病或者真正有脑部疾病；⑤ 各种类型的意识障碍、代谢性疾病、中枢神经系统感染、脑血管病及脱髓鞘病变等。

126. 胃镜检查的适应证与临床意义是什么？

及时的胃镜检查对于发现早期胃癌至关重要。

胃镜是借助一条管子伸入胃中，管子头部有个摄像头，可以将胃内的情况看得一清二楚。胃镜检查是一种侵入性的检查，镜身在进入患者的体腔时会产生恶心、腹痛、腹胀等不适，所以许多人一听到做胃镜就会感到害怕。呕吐反应让很多人望而生畏，以至于很多人明知自己有胃病，却依然拒绝普通胃镜的检查，错过早期诊断的最佳时机。

上腹部疼痛不适、饱胀、反酸、嗳气、胸骨后或前心区灼热感、吞咽困难、黑便等症状者可采用胃镜检查，只要被检者没有严重心、肺、主动脉疾病，没有食管、胃、十二指肠急性穿孔，能配合检查的，均可适用做胃镜检查。

127. 胶囊内镜检查的临床意义及适应证、禁忌证是什么？

胶囊内镜的全称为智能胶囊消化道内镜系统，又称医用无线内镜。受检者无需麻醉，通过口服内置摄像与信号传输装置的智能胶囊，借助消化道蠕动使之在消化道内运动并拍摄图像，医生利用体外的图像记录仪和影像工作站，了解受检者的整个消化道情况，从而对其病情做出诊断。通过传感器图像被传输到相应的记录仪上。最后，完成使命的胶囊将自动被排出体外。

胶囊内镜具有检查方便、无创伤、无导线、无痛苦、无交叉感染、不影响患者的正常工作等优点，扩展了消化道检查的视野，克服了传统的插入式内镜所具有的耐受性差、不适用于年老体弱和病情危重等缺陷，可作为消化道疾病尤其是小肠疾病诊断的首选方法。

胶囊内镜的适应证是：① 不明原因的消化道出血，经上下消化道内镜检查无阳性发现者；② 其他检查提示的小肠影像学异常；③ 各种炎症性肠病，但不含肠梗阻者及肠狭窄者；④ 无法解释的腹痛、腹泻；⑤ 小肠肿瘤（良性、恶性及类癌等）；⑥ 不明原因的缺铁性贫血。

胶囊内镜的禁忌证是：① 经检查证实有消化道畸形、胃肠道梗阻、消化道穿孔、狭窄或瘘管者；② 体内植入心脏起搏器或其他电子仪器者；③ 有严重吞咽困难者；④ 各种急性肠炎、严重的缺血性疾病及放射性结肠炎，如细菌性疾病活动期、溃疡性结肠炎急性期，尤其暴发型者；⑤ 对高分子材料过敏者；⑥ 18 岁以下、70 岁以上患者以及精神疾病患者。

128．胃内镜下肉眼判断与活组织病理诊断结果不一致时怎么办?

如果胃镜检查报告的诊断是慢性萎缩性胃炎，病理诊断结果却是慢性浅表性胃炎，患者往往误认为医生诊断有误。事实上，由于胃黏膜的萎缩性改变为弥漫性，且是间断区域性分布，所以内镜下以主要改变作诊断，但所取活检的胃黏膜却以炎症为主，就出现了上述两种诊断不一致的情况。因此许多医生把此类患者的胃镜肉眼诊断报告写成"慢性浅表 / 萎缩性胃炎"，这也是比较符合实际的。

129．X 线摄片检查和内镜诊断结果不一致时怎么办?

一般来说，消化内镜形态观察结合活组织病理检查的诊断正确性优于 X 线摄片，但内镜漏诊的情况也是有的，因此在出现 X 线摄片检查和内镜诊断不一致时首先应参照患者的临床情况。如便血患者结肠 X 线片报告肠息肉而内镜检查为阴性，则应再次进行肠镜检查；若仍为阴性，则先进行一段时间的观察和治疗，然后做钡剂灌肠摄片，如没有发现原先部位息肉，则初次 X 线片所示息肉可能为假象，但要定期随访复查，若经仔细检查发现息肉，则应立即治疗。

130．什么是无痛胃肠镜检查及其优缺点?

无痛胃肠镜，也就是使用麻醉药物，让受检查者失去知觉，从而完成胃肠镜检查，在临床上受到极大关注。

无痛胃肠镜是在进行胃肠镜检查前，将一种安全高效的麻醉药注射于静脉中，一分钟后，患者即进入睡眠状态，然后医师就可以顺利全面地进行检查。在整个过程中，患者全身是很放松的，不会有任何恶心、反胃及不适、疼痛的感觉。检查完成后，麻醉效果快速消退，患者只需要稍微休息一下，就能够完全清醒。这种技术特别适合于对胃肠镜检查耐受性差的老年人和害怕疼痛、不愿做胃肠镜检查的成年人。

无痛胃肠镜检查的优点是：① 高清晰度，高分辨率；② 无任何痛苦、时间短；③ 检查无死角，无损伤，可提高诊断率。

但这种无痛胃肠镜还是有呕吐反应，只是受检查者自己不知道而已。而且并不是每个人都适合做无痛胃肠镜，比如有严重高血压、糖尿病、严重心脏病、气喘、脑血管疾病、心肺功能较差的人，全麻可能抑制呼吸，给受检查者带来一定的危险。

131. 肠镜检查的临床意义及适应证、禁忌证是什么？

肠镜检查是经肛门将肠镜循腔插至回盲部，从黏膜侧观察结肠病变的检查方法，是目前诊断大肠黏膜病变的最佳选择。它是通过安装于肠镜前端的电子摄像探头将结肠黏膜的图像传输于电子计算机处理中心，后显示于监视器屏幕上，可观察到大肠黏膜的微小变化。

肠镜检查是目前发现肠道肿瘤及癌前病变最简便、最安全、最有效的方法。但毕竟内镜检查是一种侵入性检查方式，有一定的不适和并发症，因此，有不少人畏惧这种检查，致使一些大肠病变甚至肿瘤不能早期确诊，而延误最佳治疗时机。近年来随着麻醉药品和医疗监护技术的进步，出现了无痛肠镜检查。其实质就是在检查前经静脉注射一种起效快、有效时间短、作用确切的麻醉药物，使患者在数秒内入睡，完成全部检查后早期即能苏醒，检查过程中不会有任何的不适和痛苦感觉，因此越来越受到患者的喜爱。但肠镜检查也存在不足之处，如麻醉意外、麻醉复苏过程较长、费用较贵等。

近年来，由于结肠炎、肠息肉、直肠癌等肠道疾病的发病率呈现上升趋势，故提倡 40 岁后应做首次肠镜检查。以下几类人群宜定期到医院及体检机构进行肠镜检查：长期胃痛、胃酸、胃胀治疗无效者；确诊胃炎、肠炎，长期服药、久治不愈者；需对胃炎、肠炎病进行辨证分类分型者；长期腹泻、腹痛、便秘治疗无效者；长期习惯性腹胀、腹泻者；饮食正常，大便长期不成形者；长期每天大便两次以上者；长期两天大便一次者；大便不正常，身体近期急剧消瘦者；大便有黏液、脓血者；肛门长期瘙痒者；长期肛周下坠者；无任何原因身体异常消瘦者。

存在以下情况的患者暂时不适合接受肠镜检查：肛门、直肠存在严重的化脓性炎病如肛周脓肿，或存在肛裂等疼痛性病灶。因为在这种情况下进行检查可能导致感染扩散、引起患者无法忍受的疼痛等情况；各种急性肠炎、严重的缺血性疾病及放射性结肠炎，如细菌性痢疾活动期、溃疡性结肠炎急性期，尤其暴发型者。因为在肠道炎症水肿、充血的情况下，肠壁组织薄、顺应性下降，容易发生肠穿孔；妇女妊娠期，应严格掌握适应证，慎重进行，妇女月经期一般不宜做检查，以免发生上行性感染；腹膜炎、肠穿孔等情况下不宜进行检查，以免加剧病情；腹腔内广泛粘连以及各种原因引起的肠腔狭窄导致进镜困难时不要强行继续检查，以免发生粘连带、系膜或肠壁的撕裂；身体极度衰弱、高龄及有严重的心脑血管疾病史患者，导致对检查不能耐受者，必须慎重；小儿及精神病患者不宜施行检查，若非做不可，可考虑在麻醉下施行检查。

132. 骨密度检测的方法及临床意义是什么?

骨密度是骨质量的一个重要标志，反映骨质疏松程度，是预测骨折危险性的重要依据。

骨质疏松是因低骨量和骨的微结构破坏，而导致骨强度降低，骨脆性增加，容易发生骨折的一种全身性代谢性骨病。有时候，即使是轻微的创伤或无创伤的情况下也容易发生骨折。比如，感冒咳嗽、打喷嚏、轻微创伤等都可能诱发椎体骨折。

随着人口老龄化，骨质疏松已成为常见病和多发病，人们越来越关注自己的"骨健康"。骨密度是骨质量的一个重要标志，是反映骨质疏松程度、预测骨折危险的重要依据。

骨密度测试结果只是用"骨密度降低程度"让被检者了解其自身的骨矿物质含量状况及预测骨折风险。人体含钙量是绝对的，而缺钙量是相对的。因为人体缺少的钙要在补充后吸收到体内，再经过复杂的生理过程沉降到骨骼后才能反映到骨密度的变化上。它还有吸收多少（吸收率）、利用多少（利用率）、沉降多少的问题。

检查骨密度的仪器是骨密度测定仪，它通过扫描的方式，对受检查者的骨矿物含量进行测定，提供有价值的可比性数据。

骨密度测定仪的种类比较多，其中，双能量 X 线吸收法是目前世界公认的诊断骨质疏松症的测量方法。其确诊率高，检测时间短、无创伤、无痛苦，可以广泛用于骨质疏松的诊断、疗效评估、未来 10 年骨折风险评估、儿童骨龄测定及小动物骨密度测定等。只要把患者的前臂和足跟伸进仪器，测量时间仅需 5 秒，就可以准确地测量骨矿物质流失的程度，过程简单而安全。

骨质疏松不是小病，所以早预防很关键。

133. 支气管镜的适应证有哪些？

如患有不明原因的持续呛咳、咯血、肺不张、胸腔积液，在同一部位反复发生肺部感染，有难以解释的持续性反复咳嗽，痰中找到肿瘤细胞或 X 线胸片发现性质不明的肺内结节、肿块，这些情况可考虑进行支气管镜检查。如患有严重心脏病、肺功能不全、主动脉瘤、极度衰竭的患者，最好不做此检查。

134. 心肌核素显像检查及其意义是什么？

实践和经验证明，核素心肌显像对冠状动脉粥样硬化性心脏病的诊断、冠脉病变程度及范围的评估、存活心肌的估测、冠状动脉粥样硬化性心脏病患者疗效与预后的估价，的确是一种有价值的无创伤性检测方法。做心肌灌注显像时，患者先在医师指导下做运动试验，在运动高峰期时，由医师向其静脉中注射少量专门由心脏吸收的核素，这些注入体内的核素，随着血液在身体里蜿蜒曲折地周游一圈，最后大部分会聚集到心脏里。在特殊的仪器下均显示得清清楚楚，就像给心脏画了一幅图。

135．支气管舒张和激发试验是什么，有何意义及注意事项？

在肺功能检查中，有两项重要的检查：舒张试验和激发试验。舒张试验，主要是用来诊断支气管哮喘等气道高反应性疾病的；激发试验则是用于支气管舒张实验阴性的患者的临床诊断。在支气管激发试验的过程中，需要让患者吸入一些药物如乙酰甲胆碱，看受试者是否对这些药物产生类哮喘样的反应。

做试验要注意的是：

① 停用可能干扰检查结果的药物。测定前应停用茶碱类、β_2 受体激动剂、抗胆碱药物和吸入糖皮激素 12 小时，停用，口服糖皮激素和抗组胺药物 48 小时。

② 避免吸烟、咖啡、可乐饮料等 6 小时以上。

③ 避免剧烈运动、冷空气吸入 2 小时以上。

④ 心肺功能不全、高血压、甲亢、妊娠、FEV1 ≤ 70% 预计值、哮喘症状未缓解或仍有哮鸣音者不宜进行本项试验。

136．阴道镜能诊断子宫颈病变吗？

阴道镜是一种双目立体放大镜式的光学窥镜，能清楚地观察到子宫颈表皮及血管形态的变化，再辅助浸以浓度 3% 的醋酸溶液可以分辨出与癌有关的异型上皮、异型血管，指导可疑病变部位的活组织检查，辅助诊断宫颈上皮内瘤样变及早期宫颈癌，也用于外阴皮肤和阴道黏膜的相应病变和相关疾病的观察。传统上我们都强调以子宫颈抹片来筛检子宫颈癌，但是子宫颈抹片因受到许多客观条件的限制，单独做一次抹片的假阴性比例高达20%~40%，所以我们要求如果单独以宫颈抹片来筛检子宫颈癌，必须有连续至少 3 次以上的检验结果为阴性才可以放心。以阴道镜做检查，需要经过特别的培训，并非所有的妇产科医师都可以进行。一般我们在抹片发现有可疑的细胞时，才会进行阴道镜检查。在阴道镜检查时发现病变区域，一般是把最明显或最严重的部分做切片送病理检查，如此做出来的病理结果可作为治疗的参考。

137．什么是 EIS 人体生理功能扫描仪（鹰演）？

鹰演系统采用低压直流刺激感应技术，通过 6 个电极，在人体 22 个体区诱导一个持续电刺激，激活人体各脏器的间质细胞的电生理活性。并根据生理反馈信号的单向导通性，进行即时电流分析，以数字化的形式采集人体功能的信息，通过数字模型对数据进行 3D 重建。在短短几分钟内就可对整个机体的各组织、各器官进行全面的功能评估。

鹰演可对九大类疾病做出风险评估，即呼吸、消化、免疫、肿瘤风险、泌尿生殖、骨骼、心血管、内分泌和植物神经疾病，能准确地评估人体的各组织器官的生物活性和功能状况。分析并给出 200 多项功能指标，结合系统、组织、器官的活性值和生化、离子、神经递质、激素水平、体液酸碱度、血气、自由基等参数进行分析，通过机体功能减弱或亢性预测潜在的危险因素及疾病发生的风险，从而进行有效的干预和治疗指导。对于疾病的早期发现，尤其是亚健康人群的意义更大。

鹰演所提供的有关神经递质、激素水平、体液酸碱度的参考数值可帮助医生全面地了解人体的生理状态，对于疾病的早期干预有着重要的指导价值。而普通体检仅能发现已经发生的器质性病变。鹰演可以在早期查出病变部位、病变过程以及病变下一阶段的发展方向。

138．什么是 SPECT 检查及其临床应用有哪些？

核医学显像（SPECT）全称为单光子发射型计算机断层摄影仪，简称 ECT，是临床核医学应用最广泛的影像设备。它最大的特点是能对器官和组织进行功能及代谢成像，反映的是脏器和组织的生理和病理生理变化。ECT 基本的显像原理是将微量核素标记的药物引入人体，通过专用设备于体外探测核素发射的 γ 射线，追踪核素本身及其标记化合物在人体器官和组织内的转归，在一定的时相内在体外显示脏器和组织的形态、大小、位置及其功能和结构的变化。

核医学显像在临床中的应用非常广泛，如可用于甲状腺结节功能状态的判断（可用于区分结节的良恶性）、甲状腺腺瘤的诊断；肺灌注显像可以灵敏地显示段及段以下亚肺段血管栓塞，确定下肢深静脉血栓形成；对骨转移癌进行早期探查，发现 X 线、CT 及 MRI 等检查范围以外的病灶；肾动态显像可以灵敏地判断肾实质功能，对于一些早期肾病如糖尿病肾病、高血压肾病等疾病有独特的早期诊断价值；心肌灌注显像能反映心肌局部组织的血流灌注情况，可以判定心肌是否存在缺血，还可对心肌梗死的部位和范围做出诊断，对心肌梗死患者冠脉支架或搭桥术后冠状动脉血运重建进行术后疗效评价等。

第七篇 专项检查项目

139．婚前检查是否必要及检查项目有哪些？

婚前检查，是结婚前对男女双方进行常规体格检查和生殖器检查，以便发现疾病，保证婚后的婚姻幸福。一定程度保证优生优育，预防新生儿先天性缺陷。婚前检查对于男女双方都有着重大意义，很有必要。婚前检查的内容包括询问病史和体格检查两大部分。

（1）询问病史

① 了解双方是否有血缘关系。

② 了解双方现在和过去的病史。如有无性病、麻风病、精神病、各种传染病、遗传病、重要脏器、泌尿生殖系统疾病和智力发育情况等。

③ 了解双方个人史，询问可能影响生育功能的工作和居住环境、烟酒嗜好等。

④ 女方月经史和男方遗精情况。

⑤ 双方家族史，重点询问与遗传有关的病史。

⑥ 再婚者，应询问以往婚育史。

（2）体格检查

体格检查包括内科检查、生殖器检查和实验室检查。

① 内科检查，就是全身体格检查。

② 生殖器检查，在于发现影响婚育的生殖器疾病。女性作腹部肛门双合诊，注意有无处女膜闭锁、阴道缺如或闭锁、子宫缺如或发育不良、子宫肌瘤、子宫内膜异位症等；查男性生殖器时，注意有无包茎、阴茎硬结、阴茎短小、尿道下裂、隐睾、睾丸过小、精索静脉曲张和鞘膜积液等。

③ 实验室检查，除了血常规、尿常规、胸透、肝功能和血型外，女性作阴道分泌物找滴虫、真菌，必要时作淋菌涂片检查；男性作精液常规化验。

必要时，还要作智商测定。

（3）必查项目

① 法定传染病：包括艾滋病、淋病、梅毒、乙肝等，这些疾病可以通过抽血或涂片排查。

② 较重的精神病：如严重的躁狂症、精神分裂症等，这些疾病可能危害他人生命安全和身体健康，患者的心理问题还会引起很多严重后果。此类疾病需要精神科医生诊断。

③ 生殖系统畸形：此类疾病直接影响生育，其中一些疾病男科和妇科医生可通过肉眼诊断，有些需要用 B 超检查。

④ 先天性遗传疾病：如白化病、原发性癫痫、软骨发育不良、强直性肌营养不良、遗传性视网膜色素变性等。遗传性疾病的排查需要检测染色体。

⑤ 血常规及尿常规。

（4）自选项目

① 肺功能：一般拍 X 线胸片即可。

② 心功能：一般的心脏病做心电图即可筛查，先天性心脏病可做心脏彩超。

③ 血糖：验血查是否有糖尿病。

④ 血压：查血压是否过高或过低。

⑤ 内脏：做 B 超可查肝、胆、胰、脾、肾是否异常。

⑥ 血液：抽血查肝功能、肾功能是否正常。

140．虹膜全息检测方法及意义是什么？

虹膜全息技术通过分析人体眼睛的虹膜和瞳孔，对身体健康状况进行分析和调理，是应用非药物和自然疗法来分析身体的一门学问。

全息思想认为，人体每一个局部皆可是全身的缩影。因为人体的所有组织、细胞均起源于同一受精卵，都有着相同的染色体数、相似的基因组及类似的遗传密码，每一个局部都是反映整体的一张全息照片。祖国医学以看舌象、扎耳针等方法诊治疾病，就是最早用全息方法诊察疾病的典范。

人体的眼睛虹膜可反映全身各系统和器官的生理、病理信息。在健康医学领域虹膜全息技术叫做非侵入性健康检测和非药物性健康干预，是通过虹膜的形态变化来确定机体器官的衰退程度；药物代谢所产生的废物在某个部位的沉积及积累程度；预测来自肠道、精神或其他因素引起的机体或器官的功能衰弱状态和受损程度等人体的非健康现象。

虹膜全息检测是建立在医学生物学基础上，通过身体各器官在虹膜相应区域表现出来的变化，能评估整体健康状况及未来健康趋势。

141．高血压、糖尿病、血脂异常患者如何发现早期动脉硬化?

动脉硬化指的是由于早期动脉壁的病变而引起的组织改变，进而致使动脉壁弹性下降，由此产生的局部或大范围的管壁肥厚或变性现象。这种早期病变从血压和血流状态的持续来看，可以说是动脉壁的弹性降低引起了动脉功能的大幅度减弱，也是严重缺血性病症的起因。

在较早阶段发现动脉硬化前兆对动脉硬化的早期发现及治疗有着至关重要的意义。早期诊断动脉硬化断检查的诸多方法有：脉搏波传导速度、颈动脉超声波检查、眼底检查、末梢动脉超声波检查、脚踝血压测定、CT扫描、磁共振血管造影、血管造影（数字化）、体温测定仪等。

（1）脉动搏波传导速度（PWV）

PWV是一种利用动脉壁的硬度与两点间的脉搏传导速度相关的原理的检查测评动脉硬化程度的方法。动脉如果硬化，则PWV变快。动脉硬化的相对早期即可出现PWV异常。

心脏每跳动一次约为大动脉输送70 ml的血液。这时候，从心脏泵出血液的冲击波动传到末梢，这种波动叫做脉搏波，脉搏波在动脉中的传导速度就叫PWV。随着动脉硬化的进展，动脉将失去伸展性，PWV就会变得越快。由此可见PWV可作为判断动脉硬化程度的一个指标。因此，动脉硬化引起管壁增厚和管腔狭窄致使PWV变快，也就是说动脉硬化发展是导致PWV

值变大的病理基础。

（2）颈动脉超声波检查

本项检查是从颈动脉的超声波断层图象来测算出动脉内膜和中膜的厚度的和，也就是颈动脉内膜中膜厚度（IMT）的值，此也是动脉硬化指标的检查方法。多用于有糖尿病伴随发生的动脉硬化诊断。

（3）眼底检查

视网膜的细小血管容易发生硬化，可以直接观察到。现在多用眼底照片和荧光眼底造影的方法观察动脉硬化病变程度，通常使用 scheieh 分类法来判断。

（4）末梢动脉超声波断层扫描

除颈动脉以外，腹部、下肢近端动脉瘤和末梢动脉闭塞症等诊断中均可使用超声波多普勒方法，尤其是测量血流速度，适用于诊断接近体表的血管病变。

（5）脚踝血压的测定（ABPI）

在脚踝上缠绕测定血压用的袖带，来测定胫后骨动脉和足背动脉的脚踝血压。这个值和通常血压计测定出的上臂血压的比就是 ABPI，特别是在诊断闭塞性动脉硬化症方面很有效，ABPI 值不足 0.9 时就可以怀疑是狭窄或是闭塞。脚踝关节血压不足 50 mmHg 就是重症。高龄、糖尿病、重度吸烟者的 ABPI 较低。

（6）CT 检查

CT 能够清楚地了解血管是否钙化、是否存在血管内血栓、有无瘤样病变等。如果使用造影剂，可以掌握血管病变的更多信息。通常用于脑卒中、冠状动脉、大动脉夹层和大动脉钙化的诊断。

（7）MRI 检查

与CT不同，MRI没有X线的辐射，对人体损害小。通过MRA（MR血管造影）除了可以检查血管的狭窄、闭塞、扩张、瘤样病变等，也能了解血液的流动状态。

（8）DSA 血管造影检查

通过注射造影剂显示血管图像的一种检查方法，适用于了解血管的扩张、狭窄、闭塞、侧支循环、血管壁信息等情况。

（9）红外体表温度测定

这是一种用红外放射照相机拍摄下皮肤发射出来的红外线，然后把皮肤温度的分布图片化的检查，通常使用红外体温测定仪。

动脉硬化绝不只是中老年人的特有病症，它是一个非常普遍的问题。同时，随年龄的增长动脉硬化几乎是不可避免的，也就是说动脉硬化性高血压也几乎不可避免，只是发病危险因素的有无是疾病进展的关键所在。所以，在诊断动脉硬化疾病的时候，力求能够尽早诊断出来，排查发病危险因素，及早进行有针对性治疗。

142. 宫颈液基薄层细胞涂片检查的临床意义是什么？

宫颈液基薄层细胞涂片检查（LCT）是宫颈癌筛查的一种方法，LCT 即自动细胞学检测系统，又称液基细胞学检测系统。基本检查方法是用窥器充分暴露宫颈，采用特制小毛刷将宫颈管内及宫颈外口的细胞刷洗在放有细胞保存液的小瓶中，将收集的细胞保存液通过比重液离心后，经自然沉淀法将标本中的黏液、血液和炎性细胞分离，收集余下的上皮细胞制成直径为 13 mm 超薄层细胞于载玻片上。并在全自动制片过程中同时完成细胞染色，达到更高质量及更高效率。

当宫颈发生细菌、病毒感染或外伤创伤后，容易引发机体宫颈区域的多种病变，例如炎症、损伤、肿瘤、癌前病变等，其中宫颈癌是最为严重的临床病症之一，可危及患者生命。

LCT 检查利用了液基细胞学检测系统，可对机体的宫颈细胞行有效的细胞学分类和诊断，可有效检测出异常细胞，对宫颈癌细胞的检出率也非常高，还能及时发现早期的癌前病变细胞和多种微生物感染。

LCT 检查不同于常规涂片检测，将标本放入保存液，可以保留器材取得的全部标本，经有效的程序处理后，可提出成分中的无效部分，再行高精度滤器过滤，然后进行镜下观察可显著提高诊断准确性，可有效观察到细胞的形态学改变，增强了标本的诊断可信度；且 LCT 检查操作方法简单，也不会对患者造成创伤，可以同时监测多种微生物，又减少了医疗资源的浪费，具有较高的临床检测价值。而 LCT 检查检测宫颈疾病时，可显著提高患者异常细胞的有效检出率，且细胞分类明确，利于对疾病进行准确判断。LCT 检查可提高患者异常细胞的有效检出，可作为宫颈疾病的常规筛查方法，但 LCT 无法提供宫颈病变的具体情况，存在一定的局限性。

LCT 能在微创下较高比例检出宫颈癌。为广大妇女早期发现、早期诊治宫颈癌提供了可靠依据。

143. 心血管系统专项检查内容有什么？

（1）无创中心动脉压测定

中心动脉压指的是主动脉的血压，一般指升主动脉根部所承受的侧压力，相对于周围动脉压，中心动脉压能更准确地预测心血管风险。

中心动脉压的测量方法包括：① 使用有创设备直接测量主动脉内压力，有创测量标准，是中心动脉压测定的金标准，因为该项测量方法具有创伤性，限制了在临床中的应用，故目前很多体检机构选择无创法测量中心动脉压。② 无创测量中心动脉压法是通过对颈动脉和桡动脉的平面脉搏波分析或颈动脉与肱动脉的扩张波分析等无创方法获得中心动脉压。

适应证：① 用于临床动脉硬化的早期诊断及筛查；② 评价降压药物的疗效，优化抗高血压治疗方案。

禁忌证：① 18 岁以下未成年人；② 使用人工肺的患者；③ 不能以触诊方式确认动脉位置者。

（2）血管弹性检查

心脑血管疾病已成为威胁人类健康的第一杀手，以动脉粥样硬化为典型特征的动脉血管结构与功能改变是心肌梗死和脑卒中等心脑血管疾病的共同病理学基础。动脉弹性减退已成为心脑血管疾病的独立危险因素，血管弹性检查通过对大血管动脉僵硬度检测和动脉阻塞程度进行早期检测以及早发现动脉粥样硬化性病变、可以早期干预，从根本上降低心脑血管疾病的发病率、致残率和病死率。

踝臂指数是判断由动脉粥样硬化引起的下肢动脉狭窄、阻塞的指标。通过同步测量四肢的血压，再由足踝收缩压除以上臂收缩压中较高的值，得出结果。根据 ABI，可以判断下肢动脉的狭窄、阻塞情况。

脉动搏波传导速度是判断与心脑血管疾病有密切关系的动脉壁硬化程度的指标。

适应证：① 走路时足痛，足麻无力，停下休息可改善症状者；② 长期吸烟、饮酒、高血脂、高胆固醇过于肥胖者；③ 高血压、糖尿病患者；④ 有高血压、冠心病、糖尿病、脑血栓等慢性病家族史者。

禁忌证：无特殊禁忌证。

（3）经颅多普勒脑血流检查

经颅多普勒是利用超声多普勒效应来检测颅内脑底动脉环上的各个主要动脉血流动力学及各种血管生理参数的一项无创性脑血管疾病检查方法。经颅多普勒简单易行、无创性，可以客观地反映脑血管的弹性、脑血流量、判断脑血管的功能状态，对诊断颅内血管狭窄有较高的灵敏度和特异度。

适应证：① 脑动脉狭窄和闭塞，判定病变范围和程度；② 颈动脉狭窄和闭塞；③ 脑血管痉挛，判定病变的部位和程度；④ 脑血管畸形；⑤ 颅内压增高；⑥ 脑死亡；⑦ 脑血流微栓子监测。

禁忌证：① 头部外伤不能按压者；② 精神障碍不能配合者。

（4）心电图检查

心电图是指心脏在每个心动周期中，由起搏点、心房、心室相继兴奋，伴随着心电图生物电的变化，通过心电描记器从体表引出多种形式的电位变化的图形。心电图是心脏兴奋的发生、传播及恢复过程的客观指标。无创、快捷、简便、重复性好的特点，是健康体检必不可少的项目之一。心电图可以捕捉心脏生物电活动的瞬间变化，利于早期发现心脏疾病如心律失常、心室和心房肥大、心肌梗死、心率异常、心肌缺血、电解质紊乱。

适应证：① 检测心律是否正常；② 了解心脏传导功能；③ 确定心脏供血状态，有无缺血改变及梗死发生；④ 诊断心脏是否肥大；⑤ 了解药物反应及电解质有无异常改变；⑥ 确诊各种心律失常及性质，提示危险程度；⑦ 确定起搏器工作状态。

禁忌证：无特殊禁忌证。

（5）动态心电图检查

Holter 监测心电图仪，是一种可以长时间连续记录并编集分析人体心脏在活动和安静状态下心电图变化的方法。目前已成为临床心血管领域中非创伤性检查的重要诊断方法之一。

适应证：① 心肌缺血的诊断；② 评价可能与心脏有关的各种症状；③ 抗心肌缺血及抗心律失常药物治疗的评价；④ 起搏器功能的评价；⑤ 心肌梗死患者的随访；⑥ 心律失常的诊断；⑦ 健康体检。

禁忌证：无特殊禁忌证。

（6）超声心动图检查

心脏超声可检测心脏和大血管内不同部位的血流速度、方向和特性。为临床定性和定量诊断狭窄、反流和分流病变，以及测定容积血流量，提供了新的无创性手段。心脏彩超也是唯一直观显示瓣膜病变的仪器，通过彩超的测量，医生可了解瓣膜病变的程度以决定非手术治疗还是手术治疗。

适应证：① 心脏瓣膜病；② 先天性心脏病；③ 心肌病变；④ 心包疾病；⑤ 心脏肿瘤；⑥ 冠心病；⑦ 高血压性心脏病。

禁忌证：① 小儿、癫痫患者及其他严重不能配合者；② 胸部外伤严重不能按压或皮肤破损严重者。

（7）24 小时动态血压检查

24 小时动态血压监测能详尽反映受检者 24 小时生理状态下血压变化情况，能体现日常生活及昼夜变化规律，且无"白大衣效应"。根据血压昼夜节律变化判断靶器官的损害程度，并通过监测血压与心率的变化，指导临床应用。

适应证：主要用于评估血压有无升高、血压升高的规律特点、血压升高的严重程度、药物治疗的疗效及靶器官损害和预后等，但不能完全取代血压测量。

① 特殊人群的检测：同次或不同次就诊时血压变异大者；有发作性高血压或低血压病史者；血压高并有心血管病危险者；医学检测血压高而家庭自测血压正常者；医学检测血压正常，但有潜在性高血压者；② 特殊受检者的观察：继发性高血压，有助于明确诊断和预测并发症；老年性高血压，明确卧位高血压和立位低血压，避免诊断过度和服药过量；糖尿病高血压，

可以早期发现 2 型糖尿病患者被掩盖的高血压，夜间非勺型高血压预示糖尿病患者微量蛋白尿的发生；顽固性高血压，怀疑降压治疗无效者，可以观察疗效，评估预后和排除白大衣效应。

禁忌证：无特殊禁忌证。

（8）冠状动脉 CT 检查

冠状动脉 CT 血管造影检查是经静脉注射造影剂后利用螺旋 CT 扫描再经过计算机处理重建得出的心脏冠状动脉成像的一种检查方法。图像质量可与冠状动脉造影相媲美，是微创性检查冠状动脉病变的理想方法。

适应证：① 年龄 40 岁以上，有糖尿病；高血压、高血脂病史；② 有嗜酒、吸烟等不良生活习惯者；③ 有心血管家族史者；④ 有活动后胸痛、胸闷病史者；⑤ 有心肌缺血表现者。

禁忌证：① 脑外伤；② 脑血管意外；③ 严重肝肾功能不良以及碘过敏者禁用。

144．呼吸系统专项检查内容有什么？

（1）肺功能检查

肺功能检查是采用一系列手段检测肺的气体交换功能。包括肺容量测定，肺通气功能测定，通气、血流在肺内分布及通气 / 血流比率测定，气体弥散、肺顺应性、气道阻力、小气道功能等的测定及运动试验、动脉血气分析等。

肺功能测定结果有助于判断有无通气功能障碍，以及障碍的性质和程度，可作为某些肺部疾病诊断的辅助手段。肺功能检查也可作为重要的疗效判断指标以指导和评价临床治疗。胸外科术前肺功能测定有助于判断手术安全性，在劳动卫生和职业病领域中可用于了解工作环境对肺功能的影响及劳动力鉴定。

适应证：① 早期检出肺、呼吸道病变性质及病变部位；② 评估肺部疾病病情及预后；③ 评定药物临床疗效；④ 鉴别呼吸困难的原因，判断气道阻塞的部位；⑤ 评估外科手术耐受力及术后并发症的可能性；⑥ 健康体检、劳动强度和耐受力的评估；⑦ 7 岁以上小儿可做此项检查；⑧ 术前肺功能评价的适应证：胸科手术患者，腹部手术患者，重度吸烟者，已知或疑有心肺疾病患者、肥胖、老年者。

禁忌证：① 近期内有大咯血、气胸、巨大肺大疱且不准备手术治疗者；② 心功能不稳定者，近期内有心肌梗死或严重心律失常者；③ 对支气管舒张药过敏者禁做支气管扩张试验；④ 肺结核活动期；⑤ 喉头或声带水肿、中度或以上通气功能异常者禁做支气管激发试验；⑥ 高热者；⑦ 癫痫需要药物治疗者；⑧ 妊娠妇女、哺乳期妇女；⑨ 70 岁以上健康查体者慎做此项检查。

（2）呼吸睡眠监测

该检查通过检测一整夜睡眠脑电、眼电、肌电，可以客观评价受检者睡眠质量，进行睡眠时间、睡眠效率及分期的监测，排除睡眠认知错误观念，使受检者正确认识自己的睡眠问题，对自己的睡眠质量有一个客观的评价和认识。同时，可以监测口鼻气流、血氧饱和度及鼾声，对睡眠呼吸紊乱受检者进行分期、分级的检查。此外，针对受检者不同的睡眠障碍事件，如周期性腿动、下肢不宁综合征等，设置不同的导联，对其进行相关监测，以确认引起失眠的病因。

适应证：① 怀疑为睡眠呼吸暂停综合征者；② 伴有夜间低氧血症的慢性呼吸系统或神经肌肉疾病；③ 发作性睡病；④ 睡眠期癫痫；⑤ 下肢不宁综合征和睡眠期周期性肢体运动；⑥ 伴有失眠症的抑郁症及昼夜节律紊乱性疾病；⑦ 原因不明的夜间心律失常、夜间心绞痛、清晨高血压；⑧ 测患者夜间睡眠时低氧程度，为氧疗提供客观依据；⑨ 评价各种治疗手段对睡眠呼吸暂停综合征的治疗效果。

禁忌证：无明显禁忌证。

（3）X 线检查

检查原理是用不同灰度的影像以密度来反映人体组织结构的解剖及病理状态。尽管现代成像技术如超声、CT 和 MRI 对疾病诊断显示出很大优越性，但不能完全取代 X 线检查。一些部位如胃肠道仍主要使用 X 线检查；而骨骼系统和胸部也多首选 X 线检查。

适应证：① 检查人体主要器官是否存在感染或是有病变；② 检查人体骨骼是否存在骨折、骨质疏松及病变；③ 健康体检。

禁忌证：① 孕妇（尤其早孕妇女）除非特殊需要不宜行 X 线检查；② 青少年照射 X 线可能影响生长发育，如果直接照射下腹部和性腺容易造成成年后不孕不育，小儿骨髓受照射后患白血病的危险性要比成年人大，因此，青少年体检时不需要把 X 线检查列为常规检查；③ 普通体检进行的 X 线照射，成年人每年不超过 1 次。中老年人的防癌检查，每年最好也应控制在 1 次以内。

（4）胸部 CT 检查

胸部 CT 是通过 X 线计算机体层摄影对胸部进行检查的一种方法，其对于支气管肺癌的早期诊断和显示肺癌的内部结构，观察肺门和纵隔有无淋巴结转移，淋巴结结核及纵隔肿瘤的准确定位等均较普通 X 线具有显著的优越性，对于观察心包疾病、显示主动脉瘤和主动脉夹层的真假腔等亦有较大的优势。

意义：① 对肺部创伤、感染性病变、肿瘤等均有很高的诊断价值；② 有助于对 X 线胸片发现的问题作出定性诊断；③ 根据临床需要可检出 X 线胸片未发现的隐性病源；④ CT 对支气管浸润、狭窄的程度及形态逊于 X 线断层摄片，更次于支气管造影；⑤ 对病原的发现、定位及定量诊断较为可靠；对实质性肿块的定性诊断尚不够准确，直径 1.5 cm 以下的病原不能显示。

禁忌证：① 幼儿、癫痫患者及其他严重不能配合者；② 无法保持憋气时间 7~8 秒者。

145．消化系统专项检查的内容有什么？

（1）碳 13 尿素呼气试验

是一种非创伤、安全、无辐射、经济、方便、可重复性、高准确性、可全面反映胃内幽门螺杆菌感染的非侵入性检测方法。Hp 是一种革兰阴性微需氧杆菌，是慢性胃炎、胃十二指肠溃疡的重要致病因素，与胃癌、胃黏膜相关淋巴组织淋巴瘤发生密切相关，世界卫生组织已将其列为一类致病因子。

适应证：诊断寄生于胃的致病 Hp 感染，用于常规健康查体或感染者药物治疗后的复查。

禁忌证：对本品任何成分（尿素、柠檬酸）过敏者禁用。

（2）静脉麻醉下无痛胃肠镜检查

胃肠镜可直接观察消化道黏膜变化，是诊断消化道系统疾病最重要的手段之一。其借助一条纤细、柔软的管子伸入胃肠道，医生可以直接观察胃肠道病变；尤其对微小的病变，可通过对可疑病变部位病理活检及细胞学检查进一步确诊，是上消化道病变的首选方法。

适应证：① 疑有消化道疾病并有相关临床症状者，可治疗、协助诊断（活检病理分析、息肉切除、止血等）；② 消化道疾病明确诊断，进一步治疗（结肠切除术后，需要检查吻合口情况）；③ 常规健康体检。

禁忌证：肛门、直肠有严重的化脓性炎症，或疼痛性病灶，如肛周脓肿、肛裂；各种急性肠炎、严重的缺血性疾病及放射性结肠炎；食管狭窄或贲门部梗阻，食管和胃底静脉曲张；急性咽炎及扁桃体炎；肺炎或其他感染伴有高热；哮喘性呼吸困难或重度肺功能障碍；严重冠心病及心肌损伤严重心功能不全者；出血性休克；体质极度衰弱；不予合作或精神不正常者；有药物过敏史，特别是有镇静药物过敏史；孕妇及哺乳期妇女，妇女月经期；严重鼾症及过度肥胖者慎用；心动过缓者慎用；食管插管困难；无气管内插管及麻醉机设备等。

（3）胶囊内镜检查

胶囊内镜是目前唯一一种无创性全小肠直视性检查手段。受检者像服药一样用水将智能胶囊吞下去后，胶囊即随着胃肠肌肉的运动节奏沿着胃→十二指肠→空肠与回肠→结肠→直肠的方向运行，同时对经过的腔段连续摄像，并以数字信号传输图像给受检者携带的图像记录仪进行存储记录，工作时间达 7 小时左右，在智能胶囊吞服 8~72 小时后就会随着粪便排出体外。医生通过影像工作站分析图像记录仪所记录的图像就可以了解受检者整个消化道的情况，从而对病情做出诊断。

适应证：① 不明原因的消化道出血，经上下消化道内镜检查无阳性发现者；② 其他检查提示的小肠影像学异常；③ 慢性腹痛疑小肠器质性疾病所致；④ 慢性腹泻；⑤ 了解克罗恩病及乳糜泻的累及范围，观察小肠手术吻合口情况；⑥ 监控小肠息肉病综合征的发展；⑦ 小肠肿瘤；⑧ 不明原因的缺铁性贫血；⑨ 健康体检。

禁忌证：① 无手术条件者及拒绝接受检查者；② 经检查证实有消化道

畸形、胃肠道梗阻、消化道穿孔、狭窄或瘘管者；③ 体内置入心脏起搏器或其他电子仪器者；④ 有严重吞咽困难者；⑤ 严重动力障碍者；⑥ 各种急性肠炎、严重的缺血性疾病及放射性结肠炎，如细菌性疾病活动期、溃疡性结肠炎急性期，尤其暴发型者；⑦ 对高分子材料过敏者；⑧ 18 岁以下、70 岁以上者及精神病患者。

（4）腹部超声检查

超声在人体内传播，由于人体各种组织有声学的特性差异，超声波在两种不同组织界面处产生反射、折射、散射、绕射、衰减及声源与接收器相对运动产生多普勒频移等物理特性。应用不同类型的超声诊断仪，采用各种扫查方法，接受这些反射、散射信号，显示各种组织及其病变的形态，结合病理学、临床医学，观察、分析、总结不同的反射规律，而对病变部位、性质和功能障碍程度作出诊断。

适应证：腹部超声检查项目包括肝、胆、胰腺、脾、胃肠道、泌尿、生殖系统及腹膜后超声检查。

禁忌证：① 幼儿、癫痫患者及其他严重不能配合者；② 腹部外伤严重不能按压或检查部位皮肤破损严重者；③ 经期检查者禁做阴道超声。

146．心肌疾病的诊断主要检查哪些项目及意义是什么？

心肌疾病是指除心脏瓣膜病、冠状动脉粥样硬化性心脏病、高血压心脏病、肺源性心脏病、先天性心血管病和甲状腺功能亢进性心脏病等以外的以心肌病变为主要表现的一组疾病。常见的四型：扩张型心肌病、肥厚型心肌病、限制型心肌病以及致心律失常型右室心肌病。近年来快速心律失常引发的心肌病即"心动过速性心肌病"已引起重视，临床应予以注意。主要检查项目有：

（1）胸部 X 线检查

可了解心影的大小及肺淤血情况。

（2）心电图

可见多种心电异常如心房颤动、传导阻滞等各种心律失常，其他尚有

ST-T 改变、低电压、R 波减少，少数可见病理性 Q 波。

（3）超声心动图

可了解各心腔的结构、大小，室壁运动的情况，彩色血流多普勒可显示瓣膜反流状况。

（4）心脏放射性核素检查

核素血池扫描可见舒张末期和收缩末期心室容积大小，了解左室射血分数。

（5）心导管检查和心血管造影

早期近乎正常，有心力衰竭时可见心室压、心房压和肺毛细血管楔压改变。冠状动脉造影多无异常，有助于与冠状动脉性心脏病的鉴别。

（6）心内膜心肌活组织检查

可了解心肌细胞大小、变性、间质纤维化等情况，且可进行病毒学检查。

147. 体检报告一般分几个部分及如何读懂各常规检查报告？

每次体检结束，体检者都会拿到一叠体检报告和化验单，因为看不懂，大多数人匆匆一阅，往抽屉里一塞，那么，这次体检就算白花钱了。虽然专业体检中心都会有医师讲解报告，有时还附有各科医师的评估意见，但是如果体检者一点看不懂体检报告和化验单，在听完医师一股脑儿的讲解和看了似懂非懂的评估意见后，可能还是会如坠入云里雾里的感觉。为了你的健康，为了能及时解决体检出来的问题，将疾病消灭在萌芽状态，建议还是要学会读懂体检报告。

首先，体检报告一般分为如下几个部分：

（1）病史部分

如主要症状，既往病史、家族史、生活方式、特殊工种等。

（2）各种常见检查

如内、外、耳鼻喉、眼、听力、口腔、妇、泌尿等科。

（3）仪器检查

如 B 超、心电图、X 光、钼靶、CT、磁共振、胃肠镜、脑血流动力学、运动平板等。

（4）血液化验

如肝肾功能、血脂、血糖、血黏度、各种肿瘤指标、甲状腺、性激素、过敏源、遗传基因、T 淋巴细胞、同型半胱氨酸等几十至上百种项目。

（5）血常规、尿常规、粪便常规检查

（6）亚健康检查

如一滴血、生物能、骨密度、医学热成像、虹膜、微量元素及毒性测定等。

其次各种常规检查报告中，对于各项检查结果，基本上都使用"正常、未见明显异常、异常、良好、无、有、充血、压痛、肥大、偏低、偏高"等一目了然的文字表达，只要仔细阅读即可明白。

需要特别指出的是，应该认真对待下列两种情况：

（1）对于明显非正常的检查结论：如糖尿病、高血压、占位性病变等，即使无自觉症状，也必须立即进入治疗阶段。

（2）对于虽在正常范围，但已接近临界值，或有疑问的检查结论：如血压正常高值、空腹血糖偏高、眼压接近上下临界值、早搏、心脏杂音等，均需定期复查或进一步检查确诊。

148. 早期肿瘤筛查项目及意义是什么？

我国每年大约有 250 万名新增癌症患者，其中大多数人查出时，已进入癌症晚期。早期发现癌症并及时治疗，是现代人拥有健康的生活质量的必要条件。体检是早期发现癌症和癌前病变的重要途径。体检中各项血液检查指标，B 超、X 线、肛指，妇科体检中的巴氏涂片、LCT、阴道镜检查、子宫内膜癌筛查、乳腺钼靶摄片等都是常用的肿瘤检查方法。

（1）血液检查

是体检中查出早期癌症的重要手段，检测血液中各种肿瘤标志物是否升高，可发现、鉴别各种恶性肿瘤。

（2）妇科体检中巴氏涂片

采用巴氏染色方法，可检测早期宫颈癌，检出率 60%~70%；采用 LCT

方法，检出率更高。

（3）B超

利用彩色多普勒等成像技术，可清晰地发现全身大多数器官是否有肿块及病变。

（4）X线胸片

X线穿过人体后，因器官、组织密度不同呈现出不同影像，由此可直接显示肺部肿瘤，也可通过肺气肿、阻塞性肺炎、胸水等间接性改变寻找胸部肿瘤。

（5）直肠指诊

能够发现距肛缘7~9 cm的肛门、直肠病变及盆腔疾病。如直肠癌、直肠息肉、痔疮、肛裂、直肠周围脓肿、前列腺病变等。

（6）胃镜和肠镜

直接用肉眼观察胃、肠黏膜的色泽、血管纹理、腺体开口形态，来识别有无病变，对可疑病灶可作活检确诊。

（7）阴道镜

通过肉眼观察宫颈部位，并进行局部染色处理及组织活检，可确诊子宫颈病变性质。

149．为什么经常体检仍有肿瘤误诊？

普通健康体检是对心、肝、肾、血糖、血脂、血压等进行检查，掌握人体的一般状况，可早期发现一些常见的疾病。但是，普通健康体检一般较难发现早期肿瘤。

还有就是体检套餐的选择问题。因为我国现阶段的社会经济发展水平，很多团体体检没有将内镜、CT等纳入标准体检套餐，有些单位或地方更是为了省钱减少检查项目，致使有些肿瘤漏诊。

日本是将内镜纳入标准体检套餐的，所以在日本发现的胃癌40%以上是早期胃癌，而国内只有不足10%早期被发现。肺癌早期用胸片是很难发现的，我们临床上也经常碰到胸片没有问题，CT却发现有病变，所以胸片做肿瘤的检查没有低剂量螺旋 CT 敏感。而在我国，肺癌、胃癌、肠癌等发病率占非常大的比率，如果体检套餐内没有内镜和 CT，上述肿瘤是很容易被漏诊的。

目前大约只有 60% 的肿瘤能检测到肿瘤标志物超标，这些检测增高者，大多都是中、晚期患者。目前有些人经济条件好，喜欢用 PET-CT 做体检，当然有它的优越性，但也不是万能的，早期因为细胞数目有限不易被检测出来，假阳性和假阴性也很高。所以要做到 100% 查出早期肿瘤非常困难。随着社会经济条件及科技的进步，体检套餐的优化，医生仔细询问危险因素及线索，漏诊率将大大下降。

150. 糖尿病肾病需要检查哪些项目？

糖尿病肾病是糖尿病最严重的并发症之一，主要涉及肾小管和肾小球的病变，造成蛋白不正常排泄和滤过减少，也是导致终末期肾衰竭的重要原因。本病是以两型糖尿病的微血管病变、尿清蛋白排泄率增加作为早期较敏感的指标。早期可无症状，但已有肾结构和功能的异常；晚期可出现蛋白尿、水肿、高血压及肾功能损害等表现。糖尿病肾病患者需要做的主要检查项目有以下几种：

（1）静脉肾盂造影

有助于明确肾的结构。

（2）B 超检查

可明确肾的结构，肾皮质的回声，泌尿系统有无结石、肿瘤等。

（3）肾活组织检查

有助于明确肾的病变情况，且对预后有一定的意义。

（4）眼底检查

有助于对全身血管的情况的判断。

（5）尿常规及蛋白检查

如尿糖、24 小时尿糖、24 小时尿蛋白定量，均增高。

（6）尿系列蛋白测定

包括微量清蛋白、转铁蛋白、β_2- 微球蛋白等，糖尿病肾病时上述检查结果均可升高。

（7）肾功能检查

肾小球滤过率、肾血流量、早期均升高，晚期两者均明显下降；血尿素氮、肌酐清除率增加，内生肌酐清除率下降。

（8）血糖和糖化血红蛋白

血糖测定、糖化血红蛋白符合糖尿病的诊断。

（9）血浆蛋白测定

血浆总蛋白、清蛋白、清蛋白／球蛋白比值均降低，而球蛋白增高。

（10）血脂测定

部分患者胆固醇、三酰甘油、低密度脂蛋白胆固醇升高，而高密度脂蛋白胆固醇降低。

151. 什么是功能医学检测？功能检测与传统检测、基因检测有什么区别？

功能医学是一种完整性并具有科学基础的医学，除了治疗疾病外，它更提倡健康的维护，利用各种特殊功能性检查来了解和系统分析我们身体各系统功能下降的原因，再依其结果设计一套"量身订制"式的营养治疗建议、生活方式指导，帮助您预防疾病，改善亚健康症状及慢性疾病的辅助治疗，享受更优质的生活。

传统体检主要针对人体已经出现的临床病变进行诊断和检查，它的主要任务是疾病的早期诊断。而事实上，很多疾病需要十几年乃至几十年的发展才能形成，往往被发现时已错过最佳的治疗时机。

基因检测是发现人体引起遗传性疾病的突变基因，是了解我们身体的遗传基因和易感基因。但是却不能掌握易感疾病的发展状态，更不能提供实质性的方法预防疾病。

功能医学检测是健康状态的检测，评估影响器官功能的因子、器官的受损情况。通过功能医学检测可以采取（个性化、针对性的）干预手段使疾病不表达出来（即使易感基因），预防疾病。

152. 功能医学包括哪六大系统，检测项目有哪些？

检测项目可评估人体六大功能系统，包括：① 生理代谢功能分析；② 内分泌系统分析；③ 营养状况分析；④ 环境系统分析；⑤ 免疫系统分析；⑥ 胃肠道系统分析。

功能医学检测项目有：

（1）代谢功能分析（尿液）

此分析是评估尿液中 46 种有机酸（organic acids），这些有机酸是体内碳水化合物、氨基酸、脂肪、激素等物质，在线粒体内代谢的酸性产物，因此可借以了解体内主要代谢途径是否正常运作。而代谢作用的进行尚需维生素、酶、微量元素及消化系统的合作，因此，此分析可帮助了解细胞能量产生、神经内分泌失衡、环境毒素暴露、维生素缺乏、肠道菌丛生态等问题，并据以调整营养素的适当补充。

（2）肝脏解毒功能分析（唾液及尿液）

借由咖啡因、水杨酸（aspirin）、醋胺酚（acetaminophen）的小剂量投与，分析唾液、尿液，这些药物的代谢情形，可以评估肝脏在转化和清除有毒物质的 Phase I 与 Phase II 解毒功能。此评估提供对身体解毒能力，与对氧化伤害耐受潜力的完整分析。

（3）氧化压力分析（血液）

分析血液中的超氧化物歧化酶（SOD）、谷胱甘肽（GSH）、谷胱甘肽过氧化物酶（GSHPx）、含硫化合物（f-Thiols）及过氧化脂质（MDA）的变化，来评估身体的氧化压力状态及抗氧化储存量。

（4）抗氧化维生素分析（血液）

测量血浆中维生素 A、α 胡萝卜素、β 胡萝卜素、茄红素、α 维生素 E、γ 维生素 E、δ 维生素 E、辅酶 Q10、维生素 C 的浓度，平衡与适量的各类维生素浓度可防止自由基的伤害。85 %以上的疾病与自由基有关，包括动脉硬化、糖尿病和癌症等。

（5）全套心血管系统综合分析（血液）

分析与心血管疾病有关的各类指标，包括危险因子、独立危险因子、保护因子、各模拟值等，可提供心血管健康状态的全面性评估。

（6）脑退化危险因子分析（血液）

据估计 60 岁以上人群约有一半会有脑部功能退化的症状，由于大部分的神经退化疾病并非一开始就显现出症状，因此，通常疾病被诊断出来时，已药石罔效。所以，找出它的危险因子，而提早防治，绝对是预防及提早治疗脑退化的不二法门。

（7）血糖代谢异常分析（血液）

本项检验通过评估血糖调节、胰岛素抵抗性、蛋白质糖化及激素平衡，可及早确认糖尿病与血糖代谢异常的相关症状。最早可在糖尿病明显发病前 10~15 年，找出可能将罹病的患者，也能深入了解慢性疾病、肥胖与老化的代谢机制。

（8）肾上腺皮质压力分析（唾液）

评估身体重要的压力激素——肾上腺皮质醇（cortisol）及抗压力激素——脱氢异雄固酮（DHEA）的生物活性浓度，以及分泌型免疫球蛋白 A（sIgA）。观察 cortisol 的 24 小时分泌节律与晨间 DHEA 的分泌量，可反应出身体面对压力的情况下，产生压力性及抗压力性激素之间的平衡关系。唾液中的 sIgA 可保护上呼吸道及口腔黏膜，避免病毒感染及细菌之附着。但当身体承受压力时会使 sIgA 之分泌量减少，进而增加感染的机会。此分析与焦虑、慢性疾病、压力负荷、免疫失调、肥胖、心血管、血糖问题及免疫系统疾病等现代文明病皆有紧密之关系。

（9）全套肾上腺皮质压力分析（血液）

此项分析可检视与压力有关的激素分泌状态，以全面性了解下视丘、脑下垂体、肾上腺皮质轴（HPA-axis）中枢神经内分泌系统，即中医所指任、督两脉之阴阳平衡系统。

（10）男性激素分析（唾液）

在一天内的不同时段收集 4 次唾液样本测定睪固酮（testosterone）24 小时分泌节律（circadian rhythm），借以了解男性激素的分泌量。此分析还提供广泛疾病的透视，从性欲及肌肉张力减低、到心血管疾病及骨质疏松、老化，皆包含在内。

（11）男性激素健康评估（血液）

此项分析专门针对男性身体下视丘、脑下垂体、性腺轴中枢神经内分泌的情形，了解阴阳平衡系统。

（12）全套月经周期激素分析（唾液）

在 28 日内收集 11 次唾液样本，测定雌二醇（estradiol）、黄体酮（progesterone）、睾酮（testosterone）的含量，了解月经周期内分泌的平衡性，提供月经不规则、卵巢功能异常、不孕症、子宫内膜异位等疾病线索。

（13）女性激素健康评估（血液）

测量血液中卵泡刺激素、黄体刺激素、3 种主要的雌激素、2 种主要的雄激素、黄体酮及性激素结合球蛋白。这些激素的分泌量与平衡关系，与女性的生育能力、脂质代谢、心脏功能、认知及情绪、免疫功能等皆息息相关。借由这些分析的数据可以让医生更准确地帮助面临健康挑战的女性，恢复激素平衡、改善慢性病及预防老化的来临。

（14）雌激素代谢分析（尿液）

此分析可了解雌激素两种主要代谢物间的平衡关系，其一为活性代谢物，另一为非活性代谢物。两者间的不平衡可能会影响与雌激素有关的疾病，如乳癌、红斑狼疮、骨质疏松症及心脏病等的危险性及预后。所以此检查提供重要的线索，可帮助医师针对每一位女性独特的健康危机，量身订制个体化的治疗计划。

（15）停经后激素分析（唾液）

连续 3 日收集 3 次唾液样本，测定停经后雌二醇、黄体酮、睾酮的含量，可作为施行与监控激素替代疗法的指标。

（16）全套褪黑素分析（唾液）

在一天内特定时段收集 3 次唾液样本，分析褪黑素分泌型态。褪黑素的不平衡与睡眠质量、季节性情绪问题、不孕症、免疫功能受损有极密切关系。

（17）全套甲状腺激素分析（血液）

此项分析专门针对甲状腺激素代谢的完整分析，包括：中枢甲状腺控制及活性、激素制造及分泌、外围甲状腺素转换及自体免疫抗体，有助于诊断与治疗常见的甲状腺激素不平衡所暗藏的慢性疾病。

（18）骨质代谢标记分析（血液）

此分析是借由骨质增生标记骨钙素（Osteocalcin）、副甲状腺素（PTH）、骨质破坏标记 NTx 及造骨所需营养素维生素 D 及血钙分析，来全盘了解骨质破坏与增生的平衡性，以评估骨质生长或骨质疏松的真实情况。并使医生可据以正确判断的临床治疗或营养补充品疗程，以达到确实维护骨骼健康的目的。

（19）骨质流失标记检查（尿液）

简易的尿液分析，可精确地评估个人骨质流失的速度。可以找出容易发生骨质疏松的高危险群，在骨质严重流失前加以挽救，并可用以监测治疗的效果。

（20）生长因子分析（血液）

可了解生长激素对身体肌肉张力、免疫力的影响，作为评价身体老化与生长激素治疗效果的指标。

（21）微量元素平衡性分析（头发）

测定头发营养性元素及毒性元素的含量，可了解元素的不均衡、缺乏或过剩，甚至重金属中毒，并可作为预防及治疗的指标。头发中元素的浓度可以反映身体组织中的状况，科学证实头发分析对于长期性的组织内微量元素含量是精确且值得信赖的。

（22）微量元素平衡性分析（红细胞）

测定红细胞中营养元素及毒性原素的含量，共包含 15 种微量元素。微量元素在体内的分布、清除与囤积各有不同，因此在红细胞内或其细胞膜上测得的微量元素，可用以评估心脏方面的影响、炎症反应、贫血、免疫功能及血糖耐受等问题。

（23）毒性元素暴露分析（头发）

由于工业技术的进步，造成环境中有毒元素的持续增加，从空气污染、油漆涂料、电池到海产、饮水、蔬果等不一而足。这些毒素会在体内的脂肪、骨骼等组织内囤积，最后造成广泛的身心不适，包含沮丧、忧郁、记忆力减退、疲倦等。此分析利用头发样本分析 20 种可能的有害物质，因为在生长期间头发毛囊需要血液提供养分，所以头发中元素的浓度可以反映其他身体组织的状况。科学实验证实头发分析对于长期毒性元素暴露是精确且值得信赖的。对于儿童、停经后女性及特殊行业的高危险人群，如计算机、航天、光纤、电池、金属、焊接等相关从业人员，尤其应该定期检查。

（24）毒性元素清除分析（尿液）

此分析对排泄尿液中的 6 种毒性或潜在毒性元素，做了全盘分析。这些毒素在体内囤积会影响呼吸、肾、心、肝及免疫功能，降低活力、损害神经发展及功能、诱发不孕症、增加罹癌危险性及其他的身心退化。

（25）氨基酸平衡性分析（血液）

可了解体内氨基酸平衡状态，并提供许多疾病的讯息，包括慢性疲劳症、学习障碍、忧郁、激素失调和免疫问题等。可提供医师量身订制个体化的营养补充建议。

（26）必需氨基酸分析（血片）

此分析是以滤纸片采血，所需样本量少可以采血针直接采血，且样本运送较方便。主要分析的项目为必需氨基酸，可借以了解必需氨基酸摄取量是否足够或均衡，以提供医师量身订制个体化的营养补充建议。

（27）脂肪酸平衡性分析（红细胞）

此分析是评估红细胞细胞膜脂肪酸的分布比例。脂肪酸的不平衡会显著地影响炎症性疾病、心血管疾病、怀孕、忧郁、沮丧与其他许多的身体状况。此分析有助于正确评估每一个人的饮食摄取与脂肪酸代谢，利用情况可反映组织细胞中脂肪酸的分布情形。

（28）脂肪酸定量分析（红细胞）

此分析是测量红细胞细胞膜中各种脂肪酸的含量。脂肪酸的不平衡会显著地影响炎症性疾病、怀孕、心情起伏等许多的身体状况。此分析有助于正确评估每一个人的饮食摄取与体内脂肪酸代谢及利用的关系，以帮助医师了解临床变化与饮食、利用率的关联。

（29）脂肪酸定量分析（血浆）

此分析是测量血浆中各种脂肪酸的含量，直接反映近日饮食中所摄取的各种脂肪酸的量与比例。因此医师可据以了解个人的饮食习惯，而精确地量身订制个体化的营养建议。

（30）全套营养生化与代谢功能分析（尿液及血液）

此套分析包括代谢功能分析、脂肪酸定量分析(血浆)、氨基酸平衡性分析、抗氧化维生素分析、氧化压力分析等套装检查。据以了解我们摄取的营养是否均衡；胃肠道系统是否能正常消化与吸收；身体是否能正常的代谢所有的营养素；体内的氧化压力是否过高；抗氧化酶与维生素是否足够；代谢辅因子与微量元素是否足够。身体功能的维持有赖于以上各项功能的完整配合，因此综合分析判断以上的分析结果，方能有助于量身订制属于个体化的全方位营养咨询。

（31）全套免疫功能评估（血液）

根据医学研究显示，人体90%的疾病与免疫系统失调有关。免疫系统有如一支训练有素的精锐部队，捍卫人体的健康，它具有保护人体免于感染、清除代谢废物、修补受损器官组织、产生抵抗力等功能。此分析评估各种主要免疫细胞的数量、分布比例、活性及细胞增生与凋亡，可帮助医师全盘了解免疫系统的作用，也有助于正确地调节免疫功能以维持身体的正常防御。

（32）慢性食物过敏原分析（血液）

本分析包括93种中国常见食物的慢性过敏IgG的强度分析。慢性食物过敏已知与慢性疲劳、气喘、关节痛、肥胖、皮肤炎、中耳炎、胃肠道不适等有密切关系。但因症状出现的时间较慢且不具特异性，故较不亦自行察觉临床亦较难判断。因此，可借此分析测出个人饮食习惯之偏差，并协助以食物轮替之方式改善各项过敏症状。

（33）急性过敏原分析（血液）

本分析包括中国常见22种环境及食物急性过敏IgE强度分析。环境类包括尘螨类、真菌类、宠物毛皮类等。食物则以常见的过敏原如奶类、鸡蛋、麦类、玉米等为主。

（34）添加物过敏原分析（血液）

本分析包括24种食品添加物的急性过敏IgE强度分析。中国近年来由于食物国际化的关系，随处可见林立的异国风味餐厅，因此接触特殊香料与食品添加物的机会亦随之大增。此分析有助于了解自身的体质，避免选择造成身体不适的餐饮。

（35）男性癌症标记筛检（血液）

自新中国成立以来，癌症稳居中国十大死因的宝座。据统计，中国每 5 人中即有 1 人罹患癌症，但因为医学的进步及早期筛检早期治疗的观念推广，癌症的病死率已有逐年下降的趋势。因此对付癌症最重要是及早发现，此分析针对男性前十大癌症排名筛检 AFP（肝癌）、CEA（结直肠癌）、CA19.9（胰癌）、PSA（摄护腺癌）等癌症标记。

（36）女性癌症标记筛检（血液）

本分析针对女性前十大癌症排名筛检 AFP（肝癌）、CEA（结肠直肠癌）、CA19.9（胰癌）、CA15.3（乳癌）、CA125（卵巢癌）等癌症标记。

（37）全套肠胃道系统综合分析（粪便）

评估个体的消化、吸收、肠内菌群的生态、酵母菌及免疫功能的状况，来了解肠蠕动不良综合征、消化不良、吸收不良和其他胃肠道相关的问题。本分析对胃肠道的健康情形提供全盘性的了解。

（38）全套胃肠道系统综合分析 2.0（粪便）

本分析是原全套胃肠道系统综合分析的更新版本，主要的差别在于新增加 4 个检查项目：粪便钙卫蛋白、X 蛋白嗜酸粒细胞、胰腺酶、胆汁酸。此新变更项目能更精确地反映肠道的炎症反应、鉴别肠躁症（IBS）及炎性肠道疾病（IBD）、胰脏的消化功能、大肠直肠癌的罹病风险。因此本分析能对胃肠道系统的健康情形提供更完整的信息，有助于医师鉴别诊断疑难杂症并提供更适当的健康照护。

（39）全套肠道微生物综合分析（粪便）

肠胃道中存在着许多的微生物，有些微生物属于益生菌可帮助消化、合成维生素、抵抗病菌侵害等功用；有些属于致病菌会引起腹泻、腹痛、肠黏膜伤害甚至致命的危机；有些属于机会性感染的非益生菌在身体状况差时引起各种不适症状。本分析即在培养鉴别肠道中存在的所有细菌及真菌，并针对可能的致病菌及真菌提供有助治疗的抗生素或天然抗菌物质的敏感性报告。

（40）肠道菌群平衡性分析（尿液）

肠道中微生物菌群失衡可引起许多健康问题，本分析是测量尿液中细菌及霉菌产生的代谢副产物，借以了解肠道中非益菌过度生长的情况，同时可用以作为肠道菌群失衡治疗的追踪工具。此分析仅需收集简单的隔夜尿液样本，分析 12 种有机酸指标即可灵敏地侦测出肠道中细菌及真菌的生长状况，是十分方便的非侵袭性检查工具。

（41）全套寄生虫综合分析（粪便）

检视粪便样本中寄生虫、微生物和酵母菌的情形，来了解个体腹痛、慢性腹泻和其他胃肠道有关的症状。

（42）小肠渗透力分析（尿液）

可有效且非侵袭性的评估小肠吸收力及屏障功能，以了解是否为肠漏综合征和吸收不良，此与许多系统的疾病皆息息相关。

（43）尿液特定蛋白分析（尿液）

分析尿液中麦醇溶蛋白、酪啡肽蛋白两种特殊蛋白。Gliadorphin 是一种来自于谷类谷胶蛋白（Gliadin）的蛋白，而 Casomorphin 则是来自于奶类酪蛋白（Casein）。研究显示，在自闭症、普遍性发育障碍、肠道疾病、精神分裂症等患者尿液中有多量的此类蛋白。而在慢性疲劳综合征、纤维组织炎、忧郁症等患者尿液中，此两者也有升高。此两种蛋白会与大脑中的鸦片受体起反应，有如同鸦片、海洛因等制剂的作用，会影响语言与听觉的整合功能。

（44）胃幽门螺杆菌抗原分析（粪便）

根据研究显示胃幽门螺杆菌会导致胃溃疡、慢性胃炎，并增加罹患胃癌的危险性。此分析是利用粪便来直接侦测胃幽门螺杆菌的抗原，可证实目前是否正受此菌感染而需接受药物治疗。

（45）胃幽门螺杆菌抗体分析（血液）

根据最新的研究文献指出，胃幽门螺杆菌会导致胃溃疡、慢性胃炎、并增加胃癌危险的概率，此分析结果可借由监测血清中的抗体得知是否曾感染此菌。

（46）心血管基因预测分析（血液）

心血管疾病随着现代人的生活及饮食习惯的改变，几乎在全球各国十大死因之排名都位居前三名。而根据研究显示心血管疾病的确存在家族史的关联性，因此凭借此套分析可筛选出动脉粥状硬化、高血压、中风等心血管疾病的高危家族。其危险因子包括胆固醇代谢失衡、甲基化缺陷、易凝血及易发炎等先天体质。经检测后可根据个人的遗传风险，提供饮食、生活型态、营养补充品、药品及后续追踪检查的相关建议，以达先期预防杜绝疾病发生的目的。

（47）解毒功能基因预测分析（血液）

肝脏是人体的主要解毒工厂，而现今因为环境污染日益严重，从空气污染、油漆涂料、电池到海产、饮水、蔬果农药、食品添加剂、激素等不一而足，使得肝脏的负担愈益沉重。同时到目前为止病毒性肝炎（B 型及 C 型）仍是中国人的痛处，尤其是正值壮年者其影响层面最大。在如此险恶的外在环境下，我们更需要了解肝脏先天的解毒功能是否正常。因此，我们分析暴露于环境毒素下，会增加肝脏解毒风险的相关单一核苷酸多型性变化（SNPs），以及鉴定个人对药物反应的潜在敏感性。再根据个人之遗传风险，提供饮食、生活型态、营养补充品、药品及后续追踪检查的相关建议，以减轻肝脏负担。

（48）骨质疏松基因预测分析（血液）

骨质疏松症目前是困扰许多年长者生活的重要疾病，不但会引起腰酸背痛等症状，更会引起骨折而严重影响生活质量。骨质疏松的罹病风险除了与营养、运动等后天环境有关外，先天的遗传因子也很重要。此分析针对包括胶原蛋白生成缺陷、钙质代谢、维生素 D_3 活性、破骨细胞活性及慢性炎症等危险因子加以鉴定。骨质的养成最重要的阶段是在青春期以前，所以越是先天危险指数高的族群，越要提早在年轻时储备骨质以供年老所需。

（49）免疫基因预测分析（血液）

免疫系统是身体抵御外邪的重要防卫军队，其功能不足时身体即容易感染甚至罹患癌症，但若是防御过当则可能引起各种过敏性疾病（如气喘、异位性皮肤炎、过敏性鼻炎等）、自体免疫病（如红斑狼疮、关节炎、心脏病、糖尿病等）。所以我们必须了解身体先天上在免疫防御是否有缺损，或在免疫调节上是否有过当倾向。再根据先天的遗传风险，提供饮食、生活型态、营养补充品、药品及后续追踪检查的相关建议，以适当调节免疫功能而达到防御外敌保护内在的最终目的。

（50）脂蛋白 E 基因型分析（血液）

脂蛋白 E 基因型的分析可帮助了解，是否本身携带有第三型高脂蛋白血症，和阿尔兹海默症的特殊基因型态。此检查可及早发现自身的特殊体质并及早预防，以达到减缓或延迟疾病发生，改善患者生活质量的目的。

（51）同半胱胺酸代谢基因型分析（血液）

甲基四氢氧基叶酸还原酶（MTHFR）是同型半胱胺酸代谢的首要酶，其基因的多型性变化会使得功能性叶酸缺乏，而导致同半胱胺酸增高。同半胱胺酸增加会导致粥状动脉硬化、中风、心血管疾病等疾病的罹病风险率增加。叶酸同时是神经发育与细胞分裂所必需，因此会导致脑神经退化性疾病，或婴幼儿的脑神经管发育缺损。

153. 什么是 eZscan 检测系统？对比检测血糖、糖化血红蛋白，eZscan 检测技术有何特点？

eZscan 技术通过汗液中氯离子密度、电化学参数的变化、pH 值的变化分析，用反向离子法检测汗腺功能的方法。糖尿病自主神经功能病变会引起汗腺分泌功能减退，导致汗液离子浓度降低，减弱其电导率，该评估系统通过对电流的检测评估糖尿病的发病风险。结果以风险综合百分比（即风险评分）显示，评分越高，糖代谢异常风险越大：0~25 为正常组，25~50 为异常低风险组，50~100 为异常高风险组。

eZscan 能早期发现胰岛素抵抗，糖尿病的风险，使糖尿病检测及预防提前 5~10 年，是糖尿病检测技术的重大变革，与普通血糖检测手段互相结合，互相补充，弥补了血糖升高前无检测手段的缺憾。

该检测系统在糖尿病前期，即血糖还未升高之前就可以检测胰岛素抵抗、糖尿病及并发症风险，因此可提前预测糖尿病发病风险，也可以提前预测糖尿病并发症等，从而制订有效的干预方案，使更多的人在糖代谢异常初期就得到及时有效的干预，从而降低糖尿病的发病率，控制住糖尿病的发生、发展。

eZscan 检测技术的特点：① 检测过程简单方便，即时可出结果；② 不受空腹影响，随时可测；③ 无创安全，最大限度降低受检者的痛苦；④ 除检测糖尿病外，在糖尿病前期或其并发症尚未发生时，即可检测出该类疾病的发病风险，更早地预防糖尿病的发生。

第八篇 体检报告解读

154. 体检报告上阳性结果都表示不好吗？

"阳性"或"+"可以提示或代表"检查结果异常"。例如：尿常规化验时，尿蛋白"阳性"或"+"，则表明尿液中可以检测出蛋白，尿中有蛋白常见于肾脏疾病、心力衰竭、发热性疾病和泌尿系统感染等，需引起足够的重视。但是也有例外，如乙肝表面抗体（缩写为 HBsAb 或抗 HBs）是一种保护性抗体，可中和乙肝病毒，抵御再次感染，这个项目为"阳性"表示结果是好的。

155. 体检结果为什么会有"假阳性"和"假阴性"？

检验结果一般分为定性结果和定量结果两大类。所谓定性，即检验结果是表明被检验物质的有或无，结果以"阳性"和"阴性"形式报告。一般用"+"表示"阳性"；用"±"表示"弱阳性"；用"−"表示"阴性"。一般情况下，"阳性"和超出正常参考值范围都可能属于异常的检验结果。

所谓"假阳性"是指无异常者被检查为异常，"假阴性"则正好相反，即有异常者被检查为正常。每一种检查方法都有其敏感度和特异性，不同机构使用的采检工具、仪器、试剂等各不相同，敏感度与特异性必然不同。

例如：体检发现肿瘤标志物阳性，可能是恶性肿瘤，也可能不是。若要确诊，还需要进一步用 CT、B 超等方法检查。肿瘤标志物只是肿瘤的辅助诊断指标。目前，由于特异性 100% 的肿瘤标志物仍然没有找到，每种肿瘤标志物都有一定的假阳性。引起假阳性的因素有：① 良性疾病：如炎症性疾病会使一些肿瘤标志表达增加；肝脏良性疾病时，AFP、癌抗原（CA19-9）、CEA 和 TPA（肿瘤多肽抗原）值会升高；肾功能衰竭时 CA15-3、CA19-9、CEA 水平均会升高；② 某些生理变化：如妊娠时 AFP、CA125、hCG（人绒毛膜促性腺激素）也会升高；③ 某些疾病：如风湿病时 CA19-9 浓度可增高。另外，已发现屡次进行直肠检查后，PSA 和 PAP（前列腺酸性磷酸酶）值可升高，因此采血前不应进行直肠检查。但也有临床已确诊癌症而肿瘤标志物检查却为阴性，原因是肿瘤标志物的灵敏度不高，并受多种因素影响。引起假阴性的因素有：① 产生肿瘤标志的肿瘤细胞数目少；② 细胞或细胞表面被封闭；③ 机体体液中一些抗体与肿瘤标志（肿瘤抗原）形成免疫复合物；④ 肿瘤组织本身血液循环差，其所产生的肿瘤标志物不能分泌到外周血中去。此外，血标本的采集、储存不当也会影响肿瘤标志测定的结果。

156. 血常规报告如何解读？

血常规分析表

检查项目	检查目的	正常值范围	异常意义
粒细胞计数	粒细胞具有抵抗外来细菌的能力，当体内有炎症的情形时，血液中粒细胞数目会增加，粒细胞分类指数也会有变化，而患有白血病或败血症等危险时，尤其是慢性白血病，粒细胞会明显超高。粒细胞数目减少时，可能是病毒感染、恶性或再生不良性贫血、药物等影响	$(4.0~10.0) \times 10^9/L$	↑增多原因：① 生理性增高。运动后，情绪激动时，寒、热刺激后、餐后、妊娠及分娩；② 病理性增高。急性感染、大出血、严重组织损伤如烧伤、中毒、白血病等 ↓减少原因：见于理化损伤如放射线、药物引起、某些感染、自身免疫病等
淋巴细胞	分析各型粒细胞所占相对值百分比及绝对计数，配合绝对计数表示各型粒细胞的增减，负责运送抗体，某些感染疾病或代谢障碍会造成数目变动	$(0.8~4.0) \times 10^9/L$、20%~40%	↑增多原因：可能某些病毒感染、某些细菌感染如结核病、淋巴细胞性白血病等 ↓减少原因：较长时间接触放射线或应用激素后 应注意的是，有时，中性粒细胞减少或增多，可引起淋巴细胞百分比相对增多或减少，这时应以绝对值来判断

（续表）

检查项目	检查目的	正常值范围	异常意义
单核细胞	分析各型粒细胞所占相对值百分比及绝对计数，配合绝对计数表示各型粒细胞的增减，消除异物粒子。单核细胞增加，多与慢性感染或过敏性疾病有关	（0.12~0.80）×10⁹/L、3%~8%	↑增多原因：可能亚急性细菌性心内膜炎、结核病（尤其恶化时）、传染性单核细胞增多病、单核细胞白血病，疟疾及黑热病等血液寄生虫病
中性粒细胞	分析各型粒细胞所占相对值百分比及绝对计数，配合绝对计数表示各型粒细胞的增减	（2.0~7.5）×10⁹/L、50%~75%	如有增减情形，能配合生理或病理性原因作为诊断参考
嗜酸性粒细胞	分析各型粒细胞所占相对值百分比及绝对计数，配合绝对计数表示各型粒细胞的增减	（0.05~0.50）×10⁹/L、0.5%~5%	↑增多原因：可能为过敏反应、寄生虫感染及皮肤病　↓减少原因：可能为某些传染病早期
嗜碱性粒细胞	分析各型粒细胞所占相对值百分比及绝对计数，配合绝对计数表示各型粒细胞的增减	0~0.1 C、0~1%	含有组胺等毒性颗粒，极少变动，增多原因可能与过敏反应有关
红细胞计数	红细胞的数目	成年男性（4.0~5.5）×10⁹/L，成年女性（3.5~5.0）×10⁹/L	男性减少至350万以下，女性减少至300万以下时就称为贫血。红细胞数目过多则称为多血症。多血症时会有面红潮红、头晕眼花、头痛、发汗等症状出现
血红蛋白	血红蛋白是红细胞的成分，担任运送氧气的角色。血红蛋白减少导致贫血	成年男性120~160 g/L，成年女性110~150 g/L	一般成年男性＜120 g/L，女性＜100 g/L为轻度贫血；＜90 g/L为中度贫血，＜60 g/L为重度贫血，＜30 g/L为极度贫血
红细胞压积	血液由血浆和红细胞所组成，由离心作用可将二者分离。红细胞所占的体积比率即为红细胞容积比	成年男性：42%~49%；成年女性37%~48%	异常意义同红细胞计数及血红蛋白测定
平均红细胞体积	为各种血细胞体积的平均值	80~100 fl	可了解红细胞的大小、其数值高低有助于判断贫血类型
平均红细胞血红蛋白	各红细胞所含血红蛋白的平均值	26~32 pg	其数值高低有助于判断贫血类型

（续表）

检查项目	检查目的	正常值范围	异常意义
平均红细胞血红蛋白浓度	一定量的红细胞体积所含的血红蛋白量	310~350 g/L	其数值高低有助于判断贫血类型
单个红细胞内血红蛋白浓度	单个细胞体积内所含的血红蛋白量	310~350 g/L	其数值高低有助于判断贫血类型
单个细胞血红蛋白量	单个细胞所含血红蛋白的平均值	27~32 pg	其数值高低有助于判断贫血类型
红细胞体积分布宽度	以分布计数图形数据来分析红细胞形态的一致性	0~15%	
血红蛋白分布宽度	以分布计数图形数据来分析血红蛋白形态的一致性	20%~30%	
血小板	血小板在出血时有止血的功能，当血小板数目减少时，体内容易出血，而血小板数目增加时，则容易发生血栓。血小板减少的疾病有特发性血小板减少性紫癜、肝硬化、再生障碍性贫血、白血病等	（100~300）×10⁹/L	↑增高原因：① 生理性增高。进食及剧烈运动后、妇女经期后、妊娠中、晚期；② 病理性增高。急性溶血、急性大出血后，慢性粒细胞白血病、脾切除 ↓减少原因：① 造血功能障碍。如再生障碍性贫血、放射线或某些药物损伤；② 血小板破坏或消耗过多。如原发性血小板减少紫癜、脾功能亢进、DIC 等。当血小板减少至 $50 \times 10^9/L$ 以下时，可发生严重的自发性出血症状
平均血小板体积	依平均血小板体积，作为形态及再生状况评估参考	7~11 fl	
血小板体积分布宽度	以分布计数图形数据来分析红细胞形态的一致性	15%~17%	
血小板压积	以血小板压积作为血小板形态评估	0.1%~0.3%	与血小板数量有关

157. 血小板异常是何原因，减少就一定会出血吗？

血小板是血液中最小的细胞，比红细胞还要小很多，直径只有 2~4 μm。血小板的主要功能是凝血和止血。当人体受伤流血时，血小板就会成群结队地在数秒内扑向伤口。它们首先释放血管收缩物质，使受损血管不同程度地紧闭，减少血流量。接着，血小板和血液中的其他凝血物质黏附在破损血管壁上聚集成团，形成血凝块，堵塞破损的伤口和血管。健康人血小板数量为（100~300）×10^9/L。

血小板数量可有生理性变动并受食物成分的影响，正常人一天内的变动可相差6%~10%，冬季要比其他季节偏高；运动可促使血小板数量增多，所以运动员和重体力劳动者血液中的血小板数量相对高一些，高山居民血小板数量偏多；女性月经时减少，月经后逐渐增多；采静脉血比采毛细血管血的血小板数量要多10%左右。

如果血小板急剧增加或减少，超过或小于参考范围，就可能有某种疾病存在。

一般来说，血小板轻度减少到（80~100）×10^9/L时，大多不表现为自发性出血。血小板中度减少（50~80）×10^9/L，可有轻度自发性出血，如皮肤黏膜有出血点、创伤后出血不易止住、女性月经量增多等。重度血小板减少即50×10^9/L以下，则大多会出现较明显的无诱因的自发性出血，最常见的是皮肤紫癜。更严重者血小板减20×10^9/L以下，甚至可以出现颅内出血、消化道大出血等危及生命的并发症。

另外，个体的差异对血小板减少也会产生不同的临床表现。如，有人血小板降至50×10^9/L左右即会出现广泛的皮下瘀血，而有人即使血小板只有20×10^9/L也无任何出血表现，当然即使没有自发性出血，也存在一定危险性，需要提高警惕，做好预防出血的准备。

158. 尿常规报告如何解读？

尿液是一种非常复杂的液体，由95%的水和5%的固体所组成。尿液分析对于泌尿系统方面疾病的发现与诊断有很大帮助，并可探索身体其他部位器官的功能有无异常现象。尿液常规检查时指尿液一般综合性检查，其内容大致分为两大类：尿液试纸检查及显微镜分析检查。包括外观、尿蛋白、尿糖、潜血、比重、酸碱度、红细胞、白细胞、圆柱体、结晶体、细菌等，主要可以筛检的疾病有：泌尿道感染、泌尿道结石、肾病综合征、糖尿病、急性肾炎、胆道阻塞等。

尿常规分析表

检查项目	检查目的	正常值范围	异常意义
尿量	检查尿液量	一般情况下正常成人一昼夜24小时排尿0.8~2.0 L，但饮水量、运动、出汗、气温皆可影响尿量	一昼夜尿量＞2 500 ml为多尿，＜400 ml为少尿，＜100 ml或12小时内完全无尿为尿闭，如夜尿量＞500 ml，尿比重＜1.018为夜尿量增多
尿色	检查尿液颜色	正常尿液为淡黄色至黄褐色，常受饮食、运动、出汗等影响	尿崩症、糖尿病等患者多尿时几乎无色；肝细胞性黄疸、阻塞性黄疸时见橘黄色或深黄色，即胆红素尿，但如服用核黄素、B族维生素、呋喃类药物亦可呈深黄色，应与上述胆红素尿区别；泌尿系统肿瘤、结石、结核或外伤及急性炎症时如急性膀胱炎出现血尿，外观呈红色，显微镜下可见大量红细胞，尿中出现大量白细胞、微生物、上皮细胞或有大量非晶形磷酸盐及尿酸盐时呈乳白色。此外还可见酱油色、红葡萄酒色、黑褐色等颜色尿，除外药物影响后，应去医院进一步寻找原因
透明度	检查尿液透明度	新鲜尿清澈透明无沉淀，放置一段时间后，可出现絮状沉淀，尤其女性尿	尿液排出时即浑浊，往往由于白细胞、上皮细胞、黏液、微生物等引起，需作显微镜检查予以鉴别，少数病人尿中非晶形磷酸盐等析出，亦使尿混浊，则无临床意义
比重	检查尿液的比重	正常人24小时尿的比重在1.015左右，常在1.010~1.025间波动，因受饮食、运动、出汗等影响，随意尿比重波动范围为1.005~1.030	24小时混合尿比重增高时，见于高热脱水、急性肾小球肾炎、心功能不全。蛋白尿及糖尿病患者尿比重亦增高。24小时混合尿比重降低见于尿崩症、慢性肾炎等肾脏浓缩功能减退时。测定任意一次随意尿，尿中无蛋白及糖时，比重≥1.025，表示肾脏浓缩功能正常，比重≤1.005表示肾脏稀释功能正常，如固定在1.010左右，称等张尿，为肾实质受损，肾脏浓缩及稀释功能降低所致
酸碱反应	检查尿液的酸碱反应	正常新鲜尿多为弱酸性，pH 6.0左右，因受食物影响，pH常波动在5.0~8.0	在热性病、大量出汗、蛋白质分解旺盛时，特别在酸中毒时，尿液酸性增强呈强酸性。pH下降，服用氯化铵、氯化钙、稀盐酸等药物时，尿亦呈酸性。碱中毒时，尿中混有大量脓、血时，服用苏打等碱性药物时，尿液呈碱性，pH上升

（续表）

检查项目	检查目的	正常值范围	异常意义
尿白细胞（粒细胞脂酶）	泌尿系统细菌性感染的指标	定性试验：阴性	异常提示有尿路感染的可能性
尿亚硝酸盐	泌尿系统细菌性感染的筛选指标	定性试验：阴性	正常人尿中含有硝酸盐，经细菌主要是肠杆菌科细菌还原而成。因此当尿路感染时如膀胱炎、肾盂肾炎等可呈阳性，由于肠杆菌科细菌如大肠埃希菌、变形杆菌等，为尿路感染的常见菌，所以此项检查常作为尿路感染的过筛试验
尿蛋白	尿蛋白检查是肾脏疾病诊断、治疗、预后观察的重要指标	定性试验：阴性	各种肾炎、肾病、泌尿系感染、结石、恶性肿瘤、肾小管酸中毒、重金属中毒、肾移植排斥反应等情况下，皆可使尿蛋白排出量增高，高血压肾病、糖尿病肾病亦可使尿蛋白排出量增高，因此高血压患者、糖尿病患者应定期做尿蛋白检查，观察有无肾脏受损情况，但正常人剧烈运动后，寒冷或发热等情况，亦可出现一时性蛋白质
尿葡萄糖	尿糖是糖尿病诊断及治疗过程中监测的重要指标	定性试验：阴性	正常人如短时间内服用大量葡萄糖液时，运动后，妊娠期可发生一过性尿糖增高，无临床意义。无论是原发性糖尿病或继发性糖尿病、肾性糖尿病，尿糖排出量皆增高
尿酮体	酮体是脂肪酸在肝脏中氧化生成的，是乙酰乙酸、β-羟丁酸及丙酮酸的总称	定性试验：阴性	尿中酮体阳性时称酮尿症，见于重症糖尿病、妊娠中毒、长期禁食、呕吐、腹泻、脱水及脂肪摄入过多时
尿胆原	尿胆原是结合胆红素随胆汁排泄至肠道，被肠道细菌作用还原而成，粪便中称粪胆原，大部分随粪便排出，小部分在结肠重吸收入血液，由肾脏排出	定性试验：阴性或弱阳性	在肝功能障碍、热性病、心力衰竭、溶血性黄疸、肠梗阻等情况下增高，在总胆管梗阻及肝细胞黄疸极期时尿胆原减少

（续表）

检查项目	检查目的	正常值范围	异常意义
尿胆红素	胆红素是由衰老的红细胞破坏后释放出的血红蛋白经网状内皮系统处理降解而成	定性试验：阴性	在肝细胞性黄疸如急慢性肝炎、肝硬化、肝癌等及梗阻性黄疸如胆石症、胆道肿物、胰头癌等，尿中胆红素增高
尿红细胞	检查尿液中红细胞的数量	定性试验：阴性	红细胞过多提示泌尿系统炎症或结石等疾病的可能性

159. 粪便常规报告如何解读？

正常粪便主要由已消化及未完全消化的食物残渣、消化道分泌液、水分组成，粪便检查目的是了解消化系统有无致病菌及寄生虫感染、出血等情况，同时可粗略判断消化功能是否正常。

粪便常规分析表

检查项目	检查目的	正常值范围	异常意义
外观	检查粪便的外观及颜色	正常成人粪便为黄褐色，成形软便，婴儿呈黄色或金黄色	稀便：常见于感染性、非感染性腹泻；黏液便：常见于小肠炎症，黏液均匀混于粪便中，大肠炎症，黏液常附于粪便表面；脓性或脓血便：常见于痢疾、溃疡性结肠炎、结肠或直肠癌等；水泔样便：见于霍乱、副霍乱；柏油样便：见于上消化道出血等；白陶土样便：见于阻塞性黄疸等
白细胞、红细胞	检查粪便中细胞	白细胞正常人粪便中不见或偶见白细胞；不见红细胞	肠道有炎症时可见白细胞、红细胞，一般肠炎时白细胞＜15个/高倍视野，细菌性痢疾时，白细胞＞15个/高倍视野，甚或满视野皆是，虽可见到数量不等的红细胞，但少于白细胞，阿米巴痢疾时红细胞多于白细胞，在溃疡性结肠炎亦可见到红细胞，消化道溃疡有时可见到破碎的红细胞，结肠癌、直肠癌粪便中可见红细胞，有时可见肿瘤细胞

（续表）

检查项目	检查目的	正常值范围	异常意义
粪便潜血实验	所谓潜血即肉眼看不见的少量出血，隐血如用的是化学法，如食用肉类食物或服用铁剂类药物常可引起假阳性。现在使用的免疫分析法不像传统检验方法会受到食物的影响，可避免上述因素的干扰更为灵敏也更为准确	正常人为阴性	常见于消化道溃疡病，同时也用于消化道肿瘤的筛查，但必须注意，当粪便出血现潜血反应时，可反映出食管或胃肠道有出血的情况，可加做上消化道X线透视摄影或内镜检查，其常见的病症有消化道溃疡、肿瘤或痔疮

160. 骨密度指标如何解读?

骨密度是用 T 值和 Z 值来表示的，是仪器直接得出的结论。

T 值是将检查所得的骨密度与正常年轻人群的骨密度相比，以得出高出或低于年轻人的标准差数，是诊断骨质疏松症最有意义的数值。Z 值是将检查所测得的骨密度与正常同龄人群的骨密度比较而得出的值。虽然 Z 值对诊断骨质疏松症的意义不大，但是可以反映骨质疏松的严重程度。

一般来说，骨密度每减少一个标准差值，都预示今后发生骨折的风险将增加约 50%。患上骨质疏松，则要进行治疗。

骨密度判断表

T 值	结论
> -1.0	正常
-1.0~-2.5	骨量减少
< -2.5	骨质疏松
≤ -2.5+ 脆性骨折	严重骨质疏松

161. 免疫功能指标如何解读?

免疫学检查，在临床上主要检测机体的免疫功能状态。免疫反应是机体的防卫保护机制，并有助于机体内细胞的更新。当然，在免疫系统出现紊乱时亦可发生免疫反应性病变。

免疫功能指标分析表

检查项目	正常值范围	异常意义
类风湿因子	< 20 IU/L	阳性见于类风湿疾病；自身免疫病如多发性肌炎、硬皮病、干燥综合征、系统性红斑狼疮等；某些感染性疾病，如传染性单核细胞增多症、结核病、感染性心内膜炎等
免疫球蛋白 G（IgG）	7.0~15.0 g/L	↑增加：① 慢性肝炎：IgG 明显增加，IgM、IgA 轻度增加；② 酒精性肝硬化：IgA 明显增加，IgG、IgM 轻度增加；③ 感染初期、病毒性肝炎、原发胆汁性肝硬化：IgM 明显增加，IgG、IgA 轻度增加；④ 类风湿关节炎、硬皮病、肝硬化：IgG、IgA 轻度增高或正常 ↓降低：原发或继发免疫低下
免疫球蛋白 M（IgM）	0.4~2.6 g/L	
免疫球蛋白 A（IgA）	0.7~4.0 g/L	
C 反应性蛋白	阴性	血清 C 反应性蛋白升高是细菌性感染和组织损伤的最灵敏指标，对指示炎症、风湿、组织损伤、肿瘤及其愈后有重要意义
补体 3（C_3）	1.2~2.29 g/L	补体 C_3 是一种急性时相蛋白，炎症反应时其值升高。低值见于肾小球肾炎和免疫复合物疾病
补体 4（C_4）	0.2~0.4 g/L	比 C_3 敏感，炎症时 C_4 增高。低值见于自身免疫性肝炎、狼疮性肾炎、系统性红斑狼疮、1 型糖尿病、胰腺癌、类风湿关节炎等
抗链球菌溶血素 O	成人 < 200 IU/ml	链球菌感染后 1~4 周抗链球菌溶血素 O 明显上升，6 周可下降。活动性风湿红热、肾小球肾炎、扁桃体炎、皮肤炎等可见其明显升高

162. 人体成分分析指标如何解读？

人的身体是由水分、蛋白质、无机盐、脂肪等成分构成，身体成分的不均衡将会导致肥胖、营养不良、骨质疏松、水肿等疾病。人体成分分析是运用人体成分分析仪器进行测试，将测试数据通过健康管理软件进行分析，能够显示出受检者当前的体重、身体成分比例、肥胖度、基础代谢量、肌肉含量、推定骨骼含量、脂肪比率、内脏脂肪水平、锻炼习惯等数据，甚至连锻炼习惯也可以精确到手脚左右分别的各项指数。

体重＝身体水分重量＋蛋白质＋无机盐＋体脂肪，一个人在体重标准的情况下，体内各主要物质的比例大致分别是 60% 的水分、20% 的蛋白质、5%

的无机盐、15% 的身体脂肪。

各物质相互平衡发展、制衡，比例适当才能使机体更健康。如果身体水分不平衡，常表现为水肿，缺少蛋白质容易导致营养失调，缺少无机盐会导致骨质疏松，脂肪超标会导致肥胖。

人体成分分析表

	检查项目	检查目的
身体成分分析	身体水分（L）	测量的是细胞内液和细胞外液，正常体内水分占体重的 50%~60%。细胞内液和细胞外液比例为 2∶1。肾病、高血压、循环系统疾病、心脏病、全身或局部水肿、营养不良患者都存在水分不均衡现象
	蛋白质总量（kg）	蛋白质大量包含在肌肉细胞内，是反映被检测者的营养状态、身体发育和健康程度的主要因素
	骨总量（kg）	即无机质总量，指骨髓的重量，这个数值和体重做比较，就可检测出骨质疏松，无机质偏低者需做骨密度检测
	脂肪总量（kg）	脂肪可用于诊断肥胖症和成人病的分析
脂肪分析	身高（cm）	给出值和相对人群平均身高的百分比
	体重（kg）	指被检测者的实际体重和标准体重
	肌肉量（kg）	四肢、骨、内脏肌和皮肤肌的总和
	身体脂肪量（kg）	皮下脂肪、内脏脂肪、肌肉内脂肪的总和
	身体脂肪比率（%）	身体脂肪量和体重的比值。正常范围，男性 10%~20%；女性 18%~28%。超出数值范围则被视为脂肪型肥胖
	腰臀脂肪比率（%）	腰围和臀围的比值。可从这一指标检查脂肪是否过多。正常范围男性为 0.75%~0.85%；女性为 0.70%~0.80。超过 0.85 的女性和超过 0.90 以上的男性属于腹部肥胖
身体水分分析	右上肢 左上肢 躯干 右下肢 左下肢	分节段测试右上肢、左上肢、躯干、右下肢、左下肢的水分分布，报告以图示和数据显示受测者数据并与标准绝对值比较。通过节段测量肌肉分布，可以检测身体力量均衡情况和阶段力量发展水平。提供检验康复理疗效果的必要信息，并制订锻炼方向
	浮肿测试	标准值 0.30~0.35，超过 0.35 属于水分过多，超重的情况下出现水肿数值超值，则需要做进一步物理检查
综合评估	肌肉类型	标准体重 ±10% 属于正常体重范围，肌肉形态是根据体重和肌肉的多少做出体质分类表。超过正常体重 110% 属于超体重，达到 90% 的属于低体重，肌肉量偏少属于低肌肉型。低肌肉型的人，不论体重是否超重，大多都患有肥胖症
	营养状况	用于评估身体的组成总分肌肉、脂肪、骨骼的盈亏。缺乏蛋白质会出现营养不良、发育不良、免疫力低下、乏力、运动能力减退、成人病等症状

（续表）

	检查项目	检查目的
综合评估	上下均衡	反映上体和下体的发达程度。上体虚弱反映缺乏运动，下体虚弱反映肌肉萎缩
	左右均衡	左右均衡是健康人的特征，身体不均衡一般是由于外伤、手术、小儿麻痹、衰弱、缺乏运动引起的。原因不明的身体不均衡患者，很可能有水肿、血管疾病、淋巴疾病、肌肉萎缩等
体重控制	目标体重	提示被检测者应达到的正常目标体重
	体重控制	需要增加或减少的体重重量值
	脂肪控制	需要增加或减少的脂肪重量值
	肌肉控制	需要增加或减少的肌肉重量值
健康评估	评估分数	被检测者本次检测的健康评估分数。70 分及格，80 分优秀。低于 70 分为不及格，肥胖症者，每减少 1 kg 肌肉或脂肪，健康评估分数增加 1 分

163．平衡能力测试数据如何解读?

　　据卫生部门统计显示，我国 60 岁以上的老年人跌倒发生率为 18%，80 岁以上达 24%。跌倒成为老年人伤害死亡的第 4 位原因，在 65 岁以上的老年人中列于首位。跌倒导致大量老年人残疾并伴有死亡，严重影响了老年人的身心健康。跌倒是由多种复杂的因素引起的，其中平衡功能的下降是引起老年人跌倒的主要原因。

　　平衡是指身体所处的一种姿势状态或在运动或受到外力作用时人体自动调整并维持姿势稳定性的一种能力，是一种自动反应，是人体维持正常体位及完成各项日常生活活动的基本保障。

　　人体正常姿势的维持依赖于前庭器官、视觉器官和本体感觉感受器的协同活动来完成，其中前庭器官的作用最为重要。人的前庭器官由内耳中的三个半规管、椭圆囊和球囊组成，它们是人体对自身的姿势和运动状态以及头部在空间位置的感受器，在保持身体的平衡中起着重要的作用。老年人跌倒发生率高，与视觉、本体感觉及前庭觉功能的减退有关。

　　平衡功能检查法是用来检查前庭平衡功能是否正常的方法。

（1）观察法

检查平衡功能的方法很多，最简便的是观察法：受检者双足并立，然后闭眼单脚站立，根据站立时间的长短来评价平衡能力。这是通过测量人体在没有任何可视参照物的情况下，仅依靠大脑前庭器官的平衡感受器和全身肌肉的协调运动，来维持身体重心在单脚支撑面上的时间，以反映平衡能力的强弱。

男性站立时间的正常参考值为：30—39岁为9秒；40—49岁为8秒；50—59岁为7秒；60—69岁为5秒。女性较男性推迟10年计算，即：40—49岁9秒；50—59岁8秒；60—69岁7秒；70—79岁5秒。

观察法主要适用于疑有平衡功能障碍患者的快速筛选，简单易行，不需要特殊设备，但过于粗略和主观且缺乏量化指标。

（2）量表法

量表法也称为功能性评定法，具有半定量性质。

平衡功能评定表

检查项目	评　分	标　　　准
支持坐位	0	不能保持平衡
	1	能保持平衡，但不超过5分钟
	2	能保持平衡，超过5分钟
健侧展翅反应	0	被推动时，无肩外展及伸肘
	1	健肢有不完全反应
	2	健肢有正常反应
患健侧展翅反应	0	被推动时，患肢无外展及伸肘
	1	患肢有不完全反应
	2	患肢有正常反应
支持站立	0	不能站立
	1	完全在他人帮助下站立
	2	1人帮助站立1分钟
无支持站立	0	不能站立
	1	站立少于1分钟或身体摇摆
	2	站立平衡多于1分钟
健肢站立	0	维持平衡少于1~2秒
	1	维持平衡4~9秒
	2	维持平衡多于9秒

（续表）

检查项目	评 分	标 准
	0	维持平衡少于 1~2 秒
患肢站立	1	维持平衡 4~9 秒
	2	维持平衡多于 9 秒

除了上述的测试外，电子平衡测试仪是目前临床和科研院所常用的用来定量测试平衡功能的仪器。

164. 肿瘤标志物数据正常值和异常指标的临床意义？

肿瘤标志物是癌细胞分泌或脱落到体液或组织中的物质，或人体对体内新生物（癌）的反应而产生并进入到体液或组织中的物质，这些物质有的不存在于正常人体内，只存在于胚胎中，有的正常人体内含量很低，在肿瘤患者体内才出现高表达，含量超过正常人。

目前，具有明确诊断作用的标志物不多，能够成功应用到肿瘤临床诊断、治疗、追踪复发转移的标志物只有 20 余种。

肿瘤标志物检测参考值表

肿瘤标志物	正常参考值	临床意义
癌胚抗原（CEA）	< 5.0 μg/L	CEA 是一种酸性糖蛋白，存在于消化道上皮组织、胰腺、肝脏、肺及乳腺等组织内，所以是广谱性肿瘤标志物。血清 CEA 升高，可见于恶性肿瘤，比如直肠癌、结肠癌、胰腺癌、乳腺癌、肺癌、胃癌等。此外，一些良性肿瘤及炎症等也容易引起 CEA 升高，如结肠炎、肠道息肉、胰腺炎、肝病、肺部疾病等。长期吸烟也能引起 CEA 水平轻度升高
糖类抗原 125（CA125）	< 35 000 U/L	CA125 对于女性来说需要引起特别关注，它是国际公认的卵巢肿瘤的主要相关抗原，在卵巢肿瘤的诊断、治疗、监测等方面作用显著，是卵巢肿瘤诊治过程中不可缺少的指标，同时也是非卵巢癌中的重要参考指标。血清 CA125 增高见于卵巢癌、乳腺癌、胰腺癌、胃癌、肺癌、结直肠癌。此外，非恶性肿瘤，如自身免疫功能紊乱、盆腔炎、卵巢囊肿、胰腺炎、肝炎、肝硬化等也会引起 CA125 不同程度升高
糖类抗原 15-3（CA15-3）	< 25 000 U/L	乳腺癌患者的 CA15-3 会明显升高，因此，CA15-3 是乳腺癌的辅助诊断指标，但在乳腺癌早期敏感性不高。CA15-3 增高还见于肺癌、结肠癌、宫颈癌等。当患有乳腺、肝、肺等的良性疾病时，CA15-3 也会有不同程度的增高

（续表）

肿瘤标志物	正常参考值	临床意义
糖类抗原 19-9（CA19-9）	< 37 000 U/L	CA19-9 显著增高见于多种恶性胃肠疾病如胰腺癌、肝胆系癌、胃癌、结直肠癌的患者，一般性增高可见于慢性胰腺炎、胆石症、肝硬化、非恶性肝炎、肾功能不全、胆囊炎、糖尿病等
糖类抗原 242（CA242）	< 20k U/L	CA242 临床上常用于胰腺癌、直肠癌的诊断分析。CA19-9 和 CA242 联合检查已被证实对胰腺癌的诊断和预后判断有一定的作用
糖类抗原 50（CA50）	< 20 000 U/L	CA50 因其广泛存在胰腺、胆囊、肝、胃、结直肠、膀胱、子宫，是一种普遍的肿瘤标志物相关抗原，而不是特指某个器官的肿瘤标志物。所以在多种恶性肿瘤中可检出不同的阳性率。在胰腺癌、胆囊癌的阳性检测率达 90%，对肝癌、胃癌、结直肠癌及卵巢肿瘤诊断亦有较高价值。在胰腺炎、结肠炎和肺炎发病时，CA50 也会升高，炎症消除后会自动下降
甲胎蛋白（AFP）	< 25 μg/L	AFP 是原发性肝癌最灵敏、最特异的肿瘤标志物，是诊断肝癌的最好指标。当血清中的 AFP 测定结果 > 500 μg/L 以上，或含量不断增高时，更应高度警惕肝癌的风险。此外，AFP 增高还见于生殖胚胎性肿瘤，如畸胎瘤、睾丸癌等；病毒性肝炎、慢性肝炎、肝硬化也会引起 AFP 增高，但通常是短暂的
α-L-岩藻糖苷酶（AFU）	（324±90）μmol/L	AFU 是原发性肝癌的一种新的诊断标志物，原发性肝癌患者的 AFU 活力显著高于其他各类疾病包括良、恶性肿瘤。另外，在某些转移性肝癌、肺癌、乳腺癌、卵巢或子宫癌也可增高
前列腺特异性抗原（PSA）	< 4.0 μg/L	PSA 是前列腺癌的特异性标志物，也是目前少数器官特异性肿瘤标志物之一。PSA 增高除了见于前列腺癌外，前列腺炎、前列腺息肉、前列腺肥大、肾脏和泌尿生殖系统的疾病也可以引起增高

165. 肿瘤标志物数值对判断是否具有恶性肿瘤有哪些指导意见？

某一种肿瘤标志物，受到其敏感性（可能发现不了肿瘤）和特异性（可能误报肿瘤）的局限，不能成为肿瘤诊断完全可靠的证据。几种肿瘤标志物联合使用、联合分析，就可以大大提高肿瘤诊断的正确率。

肿瘤	肿瘤标志物			
	首　选		联　合	
肺癌	广谱早期癌症筛查标志物	癌胚抗原（CEA）	针对妇科肿瘤的标志物	糖类抗原125（CA125）
	针对肺癌的标志物	细胞角质蛋白片段（CYFRA21）		
	针对肺癌的标志物	神经元特异性烯醇化酶（NSE）	针对肺癌的标志物	鳞状细胞癌抗原（SCCA）
胃癌	针对消化道肿瘤的标志物	糖类抗原724（CA724）	广谱早期癌症筛查标志物	癌胚抗原（CEA）
			针对消化道肿瘤的标志物	糖类抗原242（CA242）
大肠癌	广谱早期癌症筛查标志物	癌胚抗原（CEA）	针对消化道肿瘤的标志物	糖类抗原199（CA199）
			针对消化道肿瘤的标志物	糖类抗原242（CA242）
			针对消化道肿瘤的标志物	糖类抗原724（CA724）
肝癌	针对肝癌的标志物	甲胎蛋白（AFP）	广谱早期癌症筛查标志物	癌胚抗原（CEA）
			针对消化道肿瘤的标志物	糖类抗原199（CA199）
胰腺癌	针对消化道肿瘤的标志物	糖类抗原199（CA199）	广谱早期癌症筛查标志物	癌胚抗原（CEA）
			针对妇科肿瘤的标志物	糖类抗原125（CA125）
乳腺癌	广谱早期癌症筛查标志物	癌胚抗原（CEA）	针对妇科肿瘤的标志物	人绒毛膜促性腺激素（HCG）
	针对妇科肿瘤的标志物	糖类抗原153（CA153）		
卵巢癌	针对妇科肿瘤的标志物	糖类抗原125（CA125）	广谱早期癌症筛查标志物	癌胚抗原（CEA）
			针对妇科肿瘤的标志物	人绒毛膜促性腺激素（HCG）
			针对消化道肿瘤的标志物	糖类抗原199（CA199）

（续表）

肿瘤	肿瘤标志物		
	首　　选		联　　合
宫颈癌	鳞状细胞癌抗原（SCC）	广谱早期癌症筛查标志物	癌胚抗原（CEA）
		针对妇科肿瘤的标志物	糖类抗原125（CA125）
前列腺癌	针对前列腺癌的标志物	前列腺特异性抗原（PSA）	前列腺酸性磷酸酶（PAP）

166. 甲型与丙型肝炎病毒的血清免疫标志物检查报告如何解读？

甲型肝炎病毒血清免疫标志物分析表

检查项目	正常值	异常意义
HAV–IgM 型抗体	阴性	IgM 抗体阳性，可诊断为急性甲型肝炎
HAV–IgG 型抗体	阴性	IgG 型抗体在感染后两周出现，以后渐渐增高。IgG 型抗体或抗 HAV 总抗体可持续终身。当 IgG 型抗体和总抗体的滴度比前一次滴度增加 4 倍时，诊断甲型肝炎才有价值；否则，IgG 型抗体阳性，只表示过去曾受甲型肝炎病毒感染

　　丙肝作为一种病毒性血液传染病，已逐渐引起人们重视，丙肝由于没有特异性临床症状，很难在生活中被发现，所以想知道是否感染了丙肝病毒，是否具有丙肝抗体，就要做丙型肝炎病毒抗体——抗 –HCV 检测。

丙型肝炎病毒血清免疫标志物分析表

检查项目	正常值	异常值	异常意义
血清抗 HCV 抗体（抗 –HCV）	阴性	阳性	抗 –HCV 要在发病后 2 周以上才会转阳。抗 –HCV 阳性代表有传染性。由于 HCV 感染早期一般呈阴性，且在感染解除后血清中抗 –HCV 的反应可以消失，因此早期无诊断价值
血清 HCV– 核糖核酸（HCV–RNA）	阴性	阳性	表示病毒复制活跃，传染性强，可作为丙型肝炎早期诊断指标和急性及慢性丙型肝炎抗 –HCV 抗体阴性的诊断依据

　　一般有三种情况可能出现丙型肝炎病毒抗体阳性：

① 患者如果曾经感染过丙肝病毒，其抗体可能仍是阳性，但是 HCV-RNA 阴性，氨基转移酶等指标均是正常。这时的指标阴性只能说明其感染过丙肝病毒，但是已经痊愈。

② 丙肝病毒抗体阳性，同时 HCV-RNA 阳性以及肝功能异常等，依据这些指标可以判断患者患有丙肝。

③ 患有自身免疫性肝炎的患者，也可能出现丙肝病毒抗体阳性，此时就不能单纯根据丙肝抗体阳性来说明患者患有丙肝，可以进一步检查免疫系统的有关指标。

不能单纯通过一次丙肝病毒抗体阳性来确定患者是否患有丙肝，应仔细告诉医生病史并作进一步检查。

167. 心脏收缩期和舒张期功能减退如何测定？

心脏的基本功能是在舒张期接受足够的静脉回流，并在收缩期将这些血液排入动脉系统以满足机体代谢的需要。超声心动图为测量心脏功能最常用的无创技术。

（1）左室舒张功能

左室舒张功能包括左室心肌的松弛性和左室顺应性两部分。舒张功能异常越来越成为心脏疾病和死亡的重要因素，正确评价舒张功能是否受损及严重程度判定对临床相当重要。

二尖瓣血流因能反应左房、室间舒张期充盈压力差而成为评价左室舒张功能的最常用指标，常用定量指标包括最大血流速度、速度时间积分、等容舒张时间、加速及减速参数等。左室松弛性下降导致左室舒张功能障碍，二尖瓣血流表现为 E 峰减低，A 峰增高，E/A < 1，E 峰下降时间延长、IVRT 延长；左室限制性充盈障碍表现为 E 峰增高，加速时间和减速时间均缩短，IVRT 缩短、E 峰下降斜率增大。

（2）左室收缩功能

主要指心室收缩期的射血能力。超声心动图可定性或定量评价左室整体和局部的收缩功能。

整体左室收缩功能是反映心脏血流动力学变化的重要指标。局部左心室收缩功能对于估测冠心病患者心肌缺血范围、治疗效果和远期预后具有十分重要的意义，常用指标有局部室壁运动幅度及增厚率、室壁运动积分指数等。

（3）右室收缩、舒张功能

多切面综合判定室间隔运动方式是定量评价右室收缩功能的重要指标。当右室和左室容量相等时，室间隔平坦；当右室容量大于左室容量时，室间隔呈矛盾运动。肺动脉压力是定量评价右室收缩功能的另一个重要指标。右室腔扩大及右室肥厚是其容量负荷增大的定性评价指标。肝静脉血流速度是反映右心血流动力学的重要指标之一，分析肝静脉血流速度的变化可评价右心收缩及舒张功能。

168. 脑血流动力学检测数据如何解读？

彩色多普勒超声的出现，为外周血管疾病的诊断提供了新的无创诊断方法，不仅可以直接显示血管和血管疾病的解剖和病理变化，而且还提供了丰富的血液动力学信息。彩色多普勒超声可以确定外周动脉有无狭窄和狭窄程度及范围，能诊断动脉瘤、动静脉瘘、静脉血栓和瓣膜功能不全，以及对外周血管疾病术后和药物治疗效果进行观察。因此，外周血管的超声检查由于它的无创性、价格低廉和可重复性而成为健康体检中的一个重要检查数据。

报告单上的专业名词解释：

（1）层流

血液在血管内同一方向呈线性层次分明的流动。

（2）频窗

低频信号分布区，在频谱图像的下方成颜色较淡的三角形区域，反映的是层流的情况。

（3）频宽

在某一瞬间，从零基线到最高血流速度之间的距离。

（4）盗血

当某支血管发生了严重的狭窄、不完全梗塞或完全梗塞以后，它的相邻血管或侧枝血管产生血液重新分配的现象。

TCD 各参数及意义

检测项目	临床意义	正常值范围
收缩峰血流速度（Vp）	代表收缩期最高	
平均血流速度（Vm）	综合反映一个心动周期的血流速度，是连续一个频谱或多个频谱上所有点的平均值	
舒张末期血流速度（Vd）		
PI 搏动指数（脉动指数）	反映血管弹性和顺应性的一个指数	0.6~1.05
RI 阻力指数：	反映血管舒缩状况和阻力状况的一个指数	0.5~0.8
S/D	评价血管弹性和顺应性的一个指数	＜3

TCD 检查异常结果的临床意义

异常情况	异常因素	异常意义
三大异常波形	高阻波形	在颅内，除眼动脉外，若出现高阻波形，表示动脉硬化
	弥散波形	当血流速度增高到一定程度，层流被破坏，高频信号和低频信号相混杂，波形呈弥散状。出现则代表轻、中度血管狭窄或动—静脉畸形
	涡流	当血管明显狭窄时产生的漩涡在 TCD 上的表现，频谱图像的反方向相对于收缩期的位置出现的一小团强信号。出现代表明显的血管狭窄
血流方向	相反	说明血液发生了重新分配，即盗血现象的出现，表示某支血管出现了严重狭窄、不完全梗塞或完全梗塞
血流速度异常	增快	脑出血，蛛网膜下腔出血，动—静脉畸形（AVM）
	减慢	供血不足，血管扩张，脑梗死，动脉瘤
参数异常	PI、RI 降低	扩张、动—静脉畸形（AVM）、动脉瘤

痉挛与狭窄的鉴别

痉 挛	狭 窄
年龄多在 40 岁以下	年龄多在 40 岁以上
多见于多支血管	多见于单支血管
全段性流速增高	节段性流速增高
可恢复	不可恢复
不伴病理基础	伴动脉硬化的病理基础
无涡流	有涡流

169．动脉硬化如何检测及数据如何解读？

动脉硬化病进展缓慢，初期没有症状。随着病变的发展，当超过一定的严重程度的时候才出现临床症状。因此，有些患者在病情非常严重时才去就诊。而且，动脉硬化病变进展到一定程度，就会变为不可逆的，所以对治疗而言，早期发现显得尤为重要。动脉粥样硬化导致的冠心病和脑血栓是心脑血管疾病致残致死的主要原因，首次发病就有致死、致残的高风险。动脉硬化就像水管生锈，管腔会越来越窄。"锈"把管道堵住就会造成严重不良后果。动脉遍布全身，动脉硬化也是全身性的。如果冠状动脉堵了，心肌缺血可导致心肌梗死；脑动脉堵了可形成脑卒中；肾动脉堵了可导致肾衰竭等。

由于动脉硬化病变进展缓慢，初期没有症状，随着病情的发展，超过一定的严重程度的时候才出现临床症状，如心悸、心慌、胸痛、胸闷、头昏、头痛、耳鸣、嗜睡、记忆力减退、易疲劳、视物昏花、视力降低、夜尿多、顽固性高血压、蛋白尿、肢体麻木、疼痛、冷感、跛行等。

目前已有检测动脉硬化的方法：

①脉搏波速度检测（baPWV 检测）和踝臂指数（ABI）检测。

②脉搏波速度检测（baPWV 检测）和心脏电生理检测（HRV 心率变异性分析）的综合检测。

③脉搏波形分析仪或者带血压波形分析的血压计。

④动脉中膜厚度和动脉斑块检查。

⑤CT、MRI 等影像学检测。

⑥血管造影检测。

前三种方法在早期动脉硬化检测中非常有意义，外周血管 PWV 检测和 HRV 检测的结合，更能够反映早期心血管疾病的信息。后三种方法一般是在动脉硬化症状出现后常采用的检测方法。

检测项目	检测目的	正常参考值	临床意义
臂踝脉搏传导速度（baPWV）	测量肱动脉到胫后动脉的PWV。测量是通过测量动脉节段的体表距离和脉搏波传导时间求得。是目前为止测定动脉硬度最理想方法，也是更能确切反映心血管危险重要人群的监测方法之一	< 1 400 cm/s	大于该值提示全身动脉僵硬度升高，数值越高，心血管疾病的发病风险越大。PWV增高是动脉弹性降低的标志，也是血管损害的亚临床表现，其受多重危险因素的影响，干预这些危险因素可以延缓动脉硬化的发生，降低心血管疾病的发生率
踝臂指数（ABI）	脚踝收缩期血压与上臂收缩压的比值	0.9~1.4	> 1.4表示血管钙化；< 0.9表示有动脉阻塞的可能性；< 0.8表示动脉阻塞的可能性高；0.5~0.8表示有一处存在动脉阻塞；< 0.5表示多处存在动脉阻塞

一般来说，大动脉随着人年龄的增加，主要成分弹性蛋白减少，骨胶原增多，弹性逐渐丧失，并且中膜变得肥厚。因此，人的年龄越大，PWV就越快。人的血管随着年龄的增大逐步变老。女性在绝经前PWV略低于男性，绝经后略高于男性。血压的上升即血管内压的上升，将增加动脉壁的张力和弹性率，同一个人血压变化的时候PWV的值也会变化。

170．甲状腺功能报告的指标解读及异常的意义？

检查项目	正常参考值	异常意义
促甲状腺素（TSH）	2~10 mU/L	↑增高：见于原发性甲状腺功能减退，异源促甲状腺素分泌综合征、垂体促甲状腺素不恰当分泌综合征、甲状腺炎等 ↓降低：见于甲状腺功能亢进、继发性甲状腺功能减退、腺垂体功能减退、肢端肥大症、皮质醇增多症等
总甲状腺素（TT4）	65~15 nmol/L	↑增高：见于甲状腺功能亢进、甲状腺炎、肝炎、促甲状腺素不适当分泌征等 ↓降低：见于甲状腺功能减退、甲状腺缺如、肝病、肾病、传染病、恶性肿瘤、心肌梗死等
总三碘甲状腺原氨酸（TT3）	1.6~3.0 nmol/L	↑增高：见于甲状腺功能亢进、甲状腺瘤、多发性甲状腺结节性肿大等 ↓降低：见于甲状腺功能减退等

（续表）

检查项目	正常参考值	异常意义
游离三碘甲状腺原氨酸（FT3）	6.0~11.4 pmol/L	↑增高：见于甲状腺功能亢进、甲状腺激素不敏感综合征等 ↓降低：见于低三碘甲状腺原氨酸综合征、慢性淋巴细胞性甲状腺炎晚期等
游离四碘甲状腺原氨酸（FT4）	10.3~25.7 pmol/L	↑增高：见于甲状腺功能亢进、甲状腺功能亢进危象、多结节性甲状腺肿等 ↓降低：见于甲状腺功能减退、肾病综合征等
促甲状腺激素释放激素（TRH）	2~10 mU/L	↑增高：见于原发性甲状腺功能减退、慢性淋巴细胞性甲状腺炎、地方性甲状腺肿、单纯性甲状腺肿、组织对甲状腺素不敏感综合征 ↓降低：见于原发性甲状腺功能亢进、自主性甲状腺腺瘤、垂体肿瘤、糖尿病、使用糖皮质激素或多巴胺等药物、抑郁症等

171. 尿酸指标化验检查增高怎么办？

尿酸指标增高，直接反映的是高尿酸血症，尿酸盐在关节组织沉积，造成关节组织肿胀、变形、疼痛即为痛风。尿酸还与以下 3 种情况密切相关：① 急慢性肾小球肾炎，一般伴有血清尿酸增高；② 白血病、多发性骨髓瘤、红细胞增多症或其他恶性肿瘤也可导致血尿酸升高；③ 氯仿、四氯化碳及铅中毒等均可使血尿酸增高。

如果尿酸指标稍微增高，可以通过暂时禁酒、禁食海鲜、动物内脏、豆制品、韭菜等高嘌呤食物来调节、缓解，3 个月后复查，一般可以降至正常。

预防高尿酸血症—痛风的措施有：① 避免高嘌呤饮食，多饮水、少饮酒；② 保持理想体重，适度参加运动；③ 少食动物脂肪，控制血脂含量。

一旦发现尿酸高，千万要警惕。因为拖延治疗会造成可怕后果。如肾小球肾炎恶化到最后有可能变成肾衰尿毒症，这时就不单纯是尿酸高的问题了。

172．心肌酶谱功能检测数据如何解读？

心肌酶谱功能检测数据分析表

检查项目	检查目的	正常值范围	异常意义
肌红蛋白（MYO）	肌肉中运载氧的蛋白质，含有血红素，和血红蛋白同源，与氧的结合能力介于血红蛋白和细胞色素氧化酶之间，可帮助肌细胞将氧转运到线粒体。可作为急性心肌梗死诊断的早期灵敏指标，但特异性差	成年男性：20~80 µg/L 成年女性：10~70 µg/L	↑增高：见于急性心肌梗死早期、急性肌损伤、肌营养不良、肌萎缩、多发性肌炎、急性或慢性肾衰竭、严重充血性心力衰竭和长期休克等。在心肌梗死后 1.5 小时升高，但 1~2 天内即恢复正常
乳酸脱氢酶（LDH）	糖无氧酵解及糖异生的重要酶系之一，常用于诊断心肌梗死、肝病和某些恶性肿瘤	酶速率法：218~458 U/L 比色法：225~540 U/L 乳酸法：109~245 U/L 丙酮酸法：240~460 U/L	↑增高：见于急性肝炎、急性心肌梗死、充血性心功能不全、肌营养不良、多发性肌炎、肝癌、肺癌、急性白血病、淋巴肉瘤、恶性贫血、肝硬化、阻塞性黄疸、肠梗阻等 ↓降低：见于 X 线照射
α－羟丁酸脱氢酶（α–HBDH）	对心肌梗死诊断、肝病和心脏病的鉴定及营养不良、叶酸和维生素 B_{12} 缺乏症的诊断有重要意义	比色法：61~155 U/L 连续检测法：72~182 U/L	活性与乳酸脱氢酶的活性变化一致，其特异性比总乳酸脱氢酶高。与乳酸脱氢酶、天冬氨酸转移酶、肌酸激酶、肌酸激酶同工酶构成心肌酶谱，对诊断心肌梗死更有意义
肌酸激酶（CK）	主要存在于骨骼骨、心肌、脑组织中，主要用于早期诊断心肌梗死和判断溶栓治疗的疗效及判断疾病预后	酶速率法：男性 25~200 U/L，女性 25~170 U/L 比色法：0~40 U/L 显色法：0~3.2 U/L 酶偶联法：157~170 U/L	↑增高：① 显著增高，见于进行性肌营养不良、糖尿病、伴有肌红蛋白尿的其他肌性遗传性变异、高热、骨骼肌外伤、重度烧伤、闭塞性动静脉炎、心肌大面积梗死伴循环衰竭等；② 轻、中度增高，见于多发性肌炎、周期性肌麻痹、肌无力症、甲状腺功能减退症、外科术后、肠梗阻、神经源性肌萎缩症、恶性肿瘤等 ↓降低：甲状腺功能亢进症

（续表）

检查项目	检查目的	正常值范围	异常意义
肌酸激酶同工酶（CK-MB）	明显升高提示心肌梗死，比肌酸激酶总活性测定更能准确判断心肌损伤，具有更高的特异性和敏感性	电泳法：< 5% 酶速率法：0~18 U/L	↑增高：见于急性心肌梗死、甲状腺功能减退症、脑血管疾病、肺部疾病、慢性乙醇中毒、手术后恢复期肌肉痉挛、心脏复苏后、休克、破伤风、骨骼肌损伤等；药物注射
超敏 C 反应蛋白	对冠心病、颅脑损伤等疾病的诊断具有重要指导意义	< 2 mg/L	↑持续增高，提示机体存在慢性炎症或自身免疫病。其在病毒感染时不会升高，其变化不受患者的个体差异、机体状态和治疗药物的影响

173. 性激素检测数据如何解读?

说起性激素，大家很自然会和性功能挂钩，每个人似乎都懂一些，但又似乎难以启齿。大家的"性福"的确和性激素密切相关，男性性功能障碍、不育症，女性不孕症都有可能是性激素水平异常造成的。除此之外，月经不调，甚至脸上的痘痘都可能与性激素有关。所以有月经问题的女性或者已备孕一段时间仍没有成功怀孕的夫妻双方，都可以在体检时选择性激素检查。

性激素检测数据分析表

检查项目	正常参考值范围		临床意义
	男性	女性	
雌二醇（E2）	< 50 pg/ml	黄体中期：190~240 pg/ml 卵泡期：30~60 pg/ml 排卵前：200~500 pg/ml 绝经后：10~30 pg/ml	雌激素之一，主要由卵巢合成并分泌，男性和女性体内都有雌激素，但女性体内的雌激素浓度远高于男性
促卵泡生成素（FSH）	2~14 Iu/L	黄体期：2~5 U/L 卵泡期：4~9 U/L 排卵前：4~22 U/L 绝经后：15~113 U/L	由垂体分泌，主要作用是刺激卵巢，促进卵泡成熟；在男性则有促进精子成熟的作用
促黄体生成素（LH）	1~8 Iu/L	黄体期：1~20 U/L 卵泡期：1.5~14 U/L 排卵前：4~68 U/L 绝经后：9~11 U/L	由垂体分泌，主要作用是刺激卵巢，促进排卵和黄体形成；在男性则作用于睾丸，刺激睾酮分泌

（续表）

检查项目	正常参考值范围		临床意义
	男性	女性	
泌乳素（PRL）	2~18 ng/ml	未妊娠：2~29 ng/ml 妊娠：10~209 ng/ml	由垂体分泌，主要作用是促使乳腺分泌乳汁
孕酮（P）	< 0.9 ng/ml	黄体期：5~19 ng/ml 卵泡期：0.3~1.5 ng/ml 绝经后：< 1 ng/ml 妊娠 1~3 个月：5~50 ng/ml 妊娠 4~6 个月：19~45 ng/ml	孕激素，主要由卵巢和胎盘分泌，主要与月经周期和妊娠相关；男性由肾上腺皮质合成
睾酮（T）	2.8~8 ng/ml	0.2~0.8 ng/ml	主要由睾丸或卵巢分泌，少量由肾上腺皮质分泌，主要作用为促进蛋白质合成和组织发育，促进骨骼和肌肉生长，维持男性第二性征

对于男性，应首先关注雌二醇的值，因为雌二醇是雌激素的一种，在女性体内含量很高，但在男性体内含量很低，如果男性出现雌二醇明显升高，就要警惕睾丸癌、女性化等一系列病症。

对于女性，则应首先关心睾酮水平，同样的道理，睾酮是雄激素，在男性体内含量很高，但在女性体内含量很低，如果女性出现睾酮明显升高，则容易患多囊卵巢综合征和不孕症等。

激素水平波动幅度比较大，受到生理周期、饮食、运动等诸多因素影响，如果仅仅是个别指标轻度异常，不必紧张，过一段时间再查一次就可以了，可能会恢复正常，如果仍有异常，或异常程度加深，还是有必要就医的。

如果性激素检查某些项目异常严重，或已经出现了相应的临床症状，如闭经、不孕、不育、女性化等，应该尽快就医，不要延误治疗。

174. 类风湿因子阳性就能诊断为类风湿关节炎吗？

类风湿因子阳性有支持类风湿关节炎的意义，但不等于类风湿关节炎，因 20% 类风湿关节炎可呈阳性。类风湿关节炎病变广泛、病情严重、病程长，活动期及有关节外病变者的阳性率高、滴度高，并长久存在。因此，国际上通常将类风湿因子作为诊断风湿性关节炎的标准之一。

其他一些疾病的患者，如有各种感染性疾病的人，像乙肝、结核病、亚急性细菌性心内膜炎和慢性支气管炎患者，以及患有结缔组织病，如红斑狼疮、干燥综合征、皮肌炎、血管炎、硬皮病、预防接种以后及某些恶性疾病的人，类风湿因子阳性率可达 10%~70%。

因此，在类风湿关节炎的诊断上，一般认为类风湿因子只有参考价值而无特异性诊断价值。类风湿因子阳性，不一定就是类风湿关节炎。要想明确诊断，还需要做一些其他相关的检查，并请有经验的医生综合分析。

175. 类风湿关节炎检测方法及数据如何解读？

类风湿关节炎是一个累及周围关节为主的多系统性炎症性的自身免疫病。其特征性的症状为对称性、多个周围性关节的慢性炎症病变，临床表现为受累关节疼痛、肿胀、功能下降，病变呈持续、反复发作的过程。类风湿关节炎患者需要进行的主要检查项目有：

（1）血常规

活动期常见红细胞、血红蛋白下降和血小板增多。

（2）红细胞沉降率测定

可增快，可作为病情活动的标志。

（3）C 反应蛋白

是炎症过程中出现的急性期蛋白之一，它的增高说明本病的活动性。

（4）自身抗体

① 类风湿因子；② 抗角蛋白抗体谱，包括抗核周因子（APF）抗体、抗角蛋白抗体（AKA）、抗聚角蛋白微丝蛋白抗体（AFA）、抗环瓜氨酸肽抗体（抗CCP）等。上述抗体可呈阳性。

（5）免疫复合物和补体

70% 的患者血清中出现各种类型的免疫复合物，尤其是活动期和类风湿因子阳性患者。

（6）关节滑液检查

正常人的关节腔内的滑液不超过 3.5 ml。在关节有炎症时滑液就增多，滑液中的白细胞明显增多，达（2 000~75 000）×10^6/L，且中性粒细胞占优势。其黏度差，含葡萄糖量低（低于血糖）。

（7）关节 X 线检查

本项检查对本病的诊断、关节病变的分期、监测病变的演变均很重要，临床应用最多的是手指及腕关节的 X 线片。

（8）其他影像学检查

包括关节数码 X 像、CT 及 MRI，它们对诊断早期类风湿关节炎有帮助。MRI 可以显示关节软组织早期病变，如滑膜水肿、骨破坏病变的前期表现骨髓水肿等。CT 可以显示在 X 线片上尚看不出的骨破坏。

（9）类风湿结节的活组织检查

其典型的病理改变有助于本病的诊断。

176．乳腺钼靶检测报告如何解读？

乳房不仅是女性哺育下一代的工具，更是女性健康与美的象征，但同时乳腺又非常脆弱，随着生育年龄的推迟和生育次数的减少、哺乳时间的缩短，甚至有些女性放弃哺乳，乳腺问题越来越突出。许多女性都被乳腺增生、乳腺纤维瘤甚至乳腺癌困扰着。

说到乳腺癌，是许多女性朋友不愿提起的恶魔，因为它不仅严重威胁女性的健康，而且乳腺癌根治术往往需要切除乳房，还破坏了女性的美丽。但是，大家都知道，如果早期发现，乳腺癌的预后是非常好的，而且完全可以做保乳手术，不会使女性的美丽受损。

我们平时要重视乳腺自查，而在体检中尤其要重视相关的乳腺影像检查，包括彩超、钼靶等。拿到乳腺钼靶影像检查结果，会发现报告中有分级，级别越高，恶性可能性越大。

乳腺钼靶诊断影响报告

分级	临床意义	指导建议
0级	评估不全，需要召回补充其他影像检查进一步评估或与前片比较，片子照出来全是白的，进一步检查	其他影像检查
Ⅰ级	阴性。无良恶性改变发现	定期（6~12个月）复查
Ⅱ级	良性改变。包括钙化的纤维腺瘤、多发的分泌性钙化、含脂肪的病变（脂性囊肿、脂肪瘤、输乳管囊肿及混合密度的错构瘤）、乳腺内淋巴结、血管钙化、植入体、符合手术部位的结构扭曲等	定期（6个月）复查
Ⅲ级	良性可能大，建议短期随访，一般为6个月。这一级的恶性率一般小于2%。边缘清晰的肿块、局灶性的不对称、簇状圆形或/和点状钙化这三种征象被认为良性改变可能性大。经过连续2~3年的稳定，可将原先的Ⅲ级判读（可能良性）定为Ⅱ级判读（良性）	定期（3~6个月）复查及其他检查
Ⅳ级	可疑异常，要考虑活检。这一级包括了一大类需要临床干预的病变，包括边界部分清晰、部分浸润的肿块；形态不规则、边缘浸润的肿块；簇状分布的细小多形性钙化等。此类病变无特征性的乳腺癌形态学改变，但有恶性的可能性	针刺细胞学检查，活组织检查
Ⅴ级	高度怀疑恶性，应立即采取适当措施。检出恶性的可能性大于95%。形态不规则星芒状边缘的高密度肿块、段样或线样分布的细小分支状钙化、不规则星芒状边缘肿块伴多形性钙化均应归在这一级中	手术切除并活检
Ⅵ级	已活检证实为恶性，应立即采取适当措施。主要是评价先前活检后的影像改变，或监测手术前新辅助化疗的影像改变	积极治疗

177. 如何读懂妇科的阴道分泌物及宫颈防癌涂片检测报告？

由于生理特点不同，女性容易患妇科疾病。在已婚女性中每年查出各种妇科疾患的比例超过70%。不少妇科疾病在早期无症状或症状不明显，发现时或许已经错过了最佳的治疗时机，治疗起来相当麻烦。定期进行妇科体检，对于预防此类疾病非常有效。每年进行一次妇科体检很有必要。妇科检查的内容主要包括：

（1）妇科问诊

专业医生通过问、看、触、压等对受检者的病史、月经情况、其他病变、腹内包块、外因病变等情况进行初步了解。

（2）妇科 B 超

主要目的是检查盆腔，可尽早发现内生殖器有无畸形，盆腔有无炎性包块，输卵管是否存在积液，有没有子宫肌瘤、子宫腺肌症、卵巢囊肿，以及子宫内膜厚度是否均匀等。

（3）阴道分泌物检查

60% 以上的妇科病表现为分泌物异变。

阴道分泌物检查报告

检查项目	检查目的	正常值范围	临床意义
清洁度	白带常规和 BV 检测的意义在于检测阴道 pH 值、阴道菌群环境，判断是否滋生了致病菌等	I~II 级	如 III 级以上，则提示有阴道炎或宫颈炎的可能，需结合其他项目判断
霉菌		未找到	若为阳性，则为念珠菌性阴道炎
滴虫		未找到	若为阳性，则为滴虫性阴道炎
BV 检测			细菌性阴道病，指阴道内正常菌群失调导致一种混合感染，其中以厌氧菌居多，与阴道炎不同

（4）阴道检查

通过电子阴道镜等窥阴器对阴道内部、宫颈进行检查。

（5）宫颈细胞学检查

宫颈刮片是目前广泛检查子宫颈癌简便有效的诊断方法，其操作方法是刮去宫颈部位的细胞，在显微镜下进行细胞学检查。目前，还有比较先进的设备是宫颈细胞分类检测（TCT），通过计算机检测系统能发现肉眼所不能观察到的细微部分，从而显著提高诊断的阳性率。常见的宫颈异常有宫颈炎症和宫颈糜烂样改变，前者表现为宫颈充血、水肿、有黏液脓性分泌物附着；后者表现为宫颈外口处的宫颈阴道部外观呈细颗粒状的红色区。

巴氏分级分类报告

宫颈巴氏涂片检测	巴氏等级	临床意义
① 每个级别之间似有严格区别，但Ⅱ、Ⅲ、Ⅳ级间的区别无明显的客观标准，主观因素较多；② 对癌前病变无明确的规定，可疑癌是指浸润癌还是上皮内瘤变不明确；③ 将不典型细胞全部归入良性细胞学改变不妥，有时也可见轻度非典型增生伴微小浸润癌的病例；④ 不能与组织病理学诊断名词相对应，也不包括非癌的诊断	Ⅰ级	正常
	Ⅱ级	炎症，个别细胞核异质明显，但不支持恶性
	Ⅲ级	可疑肿瘤
	Ⅳ级	重度可疑肿瘤
	Ⅴ级	肿瘤

TCT 检查报告

宫颈 TCT 涂片检测	结果	临床意义
液基薄层细胞学检测，目前国际最先进的一种宫颈癌细胞学检查技术。采用液基薄层细胞学检测系统，通过技术处理去掉涂片上的杂质，直接制成清晰的薄层涂片，提高诊断的准确性，能够早发现癌前病变，同时检测出病原微生物如霉菌、滴虫、衣原体等，与传统的宫颈巴氏涂片检查相比明显提高了宫颈异常细胞的检出率	炎症	真菌、滴虫、疱疹病毒感染，医生依据炎症程度进行相应治疗以减轻炎症的症状
	HPV	人乳头瘤病毒感染，由病毒引起的感染，但绝大多数 HPV 感染在 2 年内会被机体自发清除，仅有很少数的持续 HPV 感染，在一些其他因素如吸烟、性传播疾病等作用下，才可诱发宫颈上皮瘤样病变和宫颈癌的临床意义，定期进行 TCT 检查和及时治疗
	ASC-US	不能明确意义的非典型鳞状细胞，炎症可导致宫颈鳞状上皮不典型改变，应按炎症治疗 3~6 个月后再复查
	LSIL	低度鳞状上皮内病变，发现一些可疑癌前病变细胞，应立即进行下一步妇科检查和治疗
	ASC-H	非典型鳞状细胞不排除高度鳞状上皮内病变。可能有癌前病变细胞，但是异常细胞程度的诊断不够确切。需进一步检查以明确诊断病情和及时对症治疗

TCT 报告一般分为四部分：第一部分叙述标本满意度，如果标本满意，则结果准确度高、更可信；第二部分会报告所采集的标本中是否有滴虫、真菌、病毒等病原体感染，如果出现了某一种病原体感染，应尽快就医；第三部分会给出细胞学诊断，这是 TCT 最重要的部分，也是直接提示宫颈癌或癌前病变的部分，是我们关注的重点；第四部分会给出一些必要的补充说明，也可以没有。

178．如何解读 eZscan 检测报告？

eZscan 是采用欧洲新专利技术，通过汗液中氯离子密度，电化学参数的变化，pH 值得变化分析，早期发现胰岛素抵抗，糖尿病的风险，使糖尿尿病检测及预防提前 5~10 年，是糖尿病检测技术的重大革命。该检测无痛苦，无需抽血，不需空腹，检测时间短，可以即时出报告。它和普通血糖监测手段互相结合，互相补充，弥补了血糖升高前无检测手段的缺憾。

eZscan 检测报告

检测目的	参数	结果	临床意义
由于肥胖、饮食结构不合理、体力运动不足、生活压力大等原因导致代谢问题和胰岛素抵抗即胰岛素作用的靶器官对胰岛素作用的敏感性下降，正常剂量的胰岛素产生低于正常生物学效应的状态，出现持续的胰岛素抵抗就会造成血浆内高胰岛素血症，导致糖尿病的发生，以及微血管病变和自主神经病变。其结果是汗腺由于末梢神经病变而引发相应的改变，导致汗液离子浓度改变 eZscan 通过检测电化学传导参数、电化学反应参数及 pH 值得变化，进一步判断汗腺交感神经纤维化的程度，判断胰岛素抵抗的风险及糖尿病的发病风险	绿色椭圆	未见异常	保持健康生活方式，建议定期体检筛查
	黄色椭圆	轻度风险	血糖代谢病变风险较低，未来几年有患糖尿病的风险
	橙色椭圆	重度风险	建议做 OGTT 检查进一步确认
	红色椭圆	确诊患者	积极治疗严格控制密切复查

179．空腹血糖、餐后两小时血糖、糖化血红蛋白、血胰岛素的正常值及异常的临床意义是什么？

糖代谢检查主要包括：空腹血糖、餐后两小时血糖、糖化血红蛋白、血胰岛素。

糖代谢检测报告

检查项目	检查目的	正常值范围	异常意义
空腹血糖	当血糖超过一定浓度时，胰腺就会分泌胰岛素来加以控制，患有糖尿病的患者即因胰岛素分泌不足而导致血糖升高，而在尿液中出现糖分。因此血糖检测时诊断糖尿病的重要方法	3.90~6.10 mmol/L	↑增高：浓度高于 7.0 mmol/L 称为高血糖，常见于生理性增高，如高糖饮食、剧烈运动、情绪激动等，病理性增高常见于糖尿病、其他内分泌疾病、大手术、心肌梗死、肝脏和胰腺病等 ↓降低：浓度低于 3.9 mmol/L 称为低血糖，引起低血糖的原因有生理性减低，如饥饿、长期剧烈运动、妊娠等，病理性疾病有肝脏疾病、酒精中毒、营养不良等
餐后两小时血糖	餐后 2 小时血糖值是反映胰岛 β 细胞储备功能的重要指标，即进食后食物刺激 β 细胞分泌胰岛素的能力。若功能良好，周围组织对胰岛素敏感，无胰岛素抵抗现象，则餐后 2 小时血糖值应下降到 4.6~7.8 mmol/L。若储备功能良好，一些糖尿病患者分泌胰岛素甚至比正常人还高，但由于周围组织对胰岛素抵抗，或胰岛素抵抗虽不明显，但胰岛 β 细胞功能已较差，则餐后 2 小时血糖可明显升高。餐后 2 小时血糖水平能较好地反映饮食及服药是不是合适，可据此来调整饮食和药物，这是空腹血糖所不能代替的	< 7.77 mmol/L	生理学中餐后 2 小时血糖升至最高，后逐步下降，测验结果中血糖分泌走势符合生理变化，若高于 11.1 mmol/L 可诊断为糖尿病
糖化血红蛋白	糖化血红蛋白为血红蛋白 A 与葡萄糖的共价结合体，是指红细胞进入循环血后，血红蛋白 A 与葡萄糖接触后缓慢形成的一种不可逆的化学反应	4.1%~6.5%	糖化血红蛋白的量与血中葡萄糖平均浓度呈正比关系。因此血糖越高，糖化血红蛋白的浓度也越高。因糖化血红蛋白存于红细胞当中，红细胞的生命期约 120 天，故糖化血红蛋白值在短期之内不会有迅速变化，所以测定一次糖化血红蛋白，可以提供最近 2~3 个月的血糖指标。若高于这一指标，说明血糖控制不理想

（续表）

检查项目	检查目的	正常值范围	异常意义
血胰岛素	① 晚餐后不再进食，可饮水、忌烟、酒、茶和咖啡，次日上午 7∶30 空腹取血。 ② 胰岛素和胰岛素原存在交叉免疫反应，测定值不代表生物活性的胰岛素	5.3~22.7 mU/L	↑增高：见于① 胰岛素瘤、胰岛素自身免疫病等；② 肢端肥大症、皮质醇增多症、胰高血糖素症等；③ 纤维肉瘤、间质瘤、腹腔黏液瘤、胆管癌、肾上腺皮质癌、肾胚胎瘤、淋巴瘤、肝癌、胃癌及肺癌等；④ 异常胰岛素血症、胰岛素受体异常、胰岛素抵抗；⑤ 家族性高胰岛素原血症；⑥ 妊娠、感染等 ↓降低：见于① 1 型糖尿病；② 部分继发糖尿病、嗜铬细胞瘤、生长抑素瘤、醛固酮增多症、原发性甲状旁腺功能减退症、多发性垂体功能减退、Laron 侏儒、胰腺疾病、血色病；③ 胰外肿瘤、肾上腺功能减退、垂体功能低下；④ 药物所致糖尿病噻嗪类利尿药、苯妥英钠、酚噻嗪类等

180. 血脂化验报告的解读是什么？

血脂分析是生化检查的重要组成部分，不仅对动脉粥样硬化、高血压、冠心病等疾病诊断、预防和治疗具有重要意义，并且已经应用于其他诸多临床相关疾病如糖尿病、肾病及绝经期后妇女内分泌代谢改变等的研究。

血脂是血浆中的中性脂肪（三酰甘油）和类脂（磷脂、糖脂、胆固醇、类固醇）的总称，广泛存在于人体，是生命细胞基础代谢的必需物质。正常量的胆固醇对维持人体正常的细胞功能、体内激素的合成具有重要作用。三酰甘油的主要功能是供给和存储人体能源，使形体丰满。临床上检测的血脂一般分为总胆固醇、低密度脂蛋白胆固醇、三酰甘油和高密度脂蛋白胆固醇四项。前三项升高对动脉粥样硬化及心脑血管疾病的发生起着重要作用，俗称"坏血脂"，而高密度脂蛋白胆固醇则有助于减缓动脉粥样硬化的形成，防止冠状动脉粥样硬化性心脏病的发生，因此被称为"好血脂"。

血脂化验报告

检查项目	正常值范围	异常意义
总胆固醇（TC）	合适水平 ≤ 5.2 mmol/L；边缘水平 5.20~5.85 mmol/L；升高 ≥ 5.85 mmol/L	(1) 生理性变化：① 年龄和性别：70 岁前随着年龄增加而增加，中青年女性低于男性，但 50 岁以后高于男性；② 饮食：长期的高胆固醇、高饱和脂肪酸和热量饮食，其升高；③ 长期精神紧张和缺乏运动，其升高。 (2) 病理性变化： ↑增高：① 原发性增高：高胆固醇血症和高脂血症；② 继发性增高：甲状腺功能减退、肾病综合征、糖尿病、胆总管阻塞 ↓降低：① 严重的肝脏疾病；② 严重的贫血；③ 甲亢或营养不良
三酰甘油（TG）	0.56~1.7 mmol/L	↑增高：① 原发性增高：高脂血症；② 继发性增高：甲状腺功能减退、肾病综合征、糖尿病、脂肪肝、肥胖症、冠心病及动脉粥样硬化、妊娠和酗酒等 ↓降低：① 严重的肝脏疾病；② 肾上腺功能减退；③ 甲状腺功能亢进
高密度脂蛋白胆固醇（HDL-C）	1.07~1.90 mmol/L	降低常见于脑血管病、冠心病、糖尿病、肝损伤、高三酰甘油血症、严重疾病或手术后、吸烟、缺少运动等
低密度脂蛋白胆固醇（LDL-C）	1.3~3.6 mmol/L	升高与冠心病密切相关。如 TC 偏高，HDL-C 升高，可称为高胆固醇血症。如 TC 偏高，HDL-C 降低，LDL-C 升高，应作治疗。LDL-C 升高常见于高脂蛋白血症
脂蛋白 A（LP(a)）	0~300 mmol/L	动脉粥样硬化的危险因素，LP(a) 增高的病人冠心病发病率和死亡率比正常人大为增加，改变饮食结构不会使 LP(a) 下降，应进行药物治疗

181. 肾功能检测数据如何解读？

肾功能检查报告

血液检查项目	正常参考值	异常意义
血肌酐	男性：44~133 μmol/L 女性：70~108 μmol/L	↑增高：见于严重肾功能不全、急慢性肾衰竭、肾小球肾炎、充血性心力衰竭、心肌炎、肌肉损伤、肢端肥大症等 ↓降低：见于营养不良、多尿、肌肉萎缩性疾病、白血病、贫血、肝功能障碍等

（续表）

血液检查项目	正常参考值	异常意义
血尿素氮	成人： 3.2~7.1 μmol/L 儿童： 1.8~6.5 μmol/L	↑增高：见于肾炎、肾功能障碍、心力衰竭、休克、失水、大量内出血、前列腺肥大、尿路感染、膀胱肿瘤等 ↓降低：较少见，除了妊娠、蛋白质营养不良等情况外，常表示有严重的肝病、肝坏死
血尿酸	男性： 150~440 μmol/L 女性： 95~360 μmol/L	↑增高：见于痛风、子痫、多发性骨髓瘤、肾炎、肾结核、慢性白血病、肝病、甲减、白血病、酒精中毒、铅中毒等 ↓降低：见于恶性贫血、范可尼综合征，使用阿司匹林，先天性黄嘌呤氧化酶和嘌呤核苷磷酸化酶缺乏等

182. 肝功能检查项目及其意义是什么？

肝功能指标的检查项目比较多，各个指标所代表的临床意义不同。

肝功能检查报告

血液检查项目	正常参考值	异常意义
天冬氨酸氨基氨基转移酶（AST）	10~40 U/L	AST 是反应肝细胞功能的指标，若肝细胞遭破坏 AST 升高，见于中毒性肝炎、肝硬化、脂肪肝、酒精肝、肝癌、心肌梗死、心肌炎、心功能不全等
丙氨酸氨基氨基转移酶（ALT）	10~60 U/L	ALT 的临床诊断同 AST 一样
γ - 谷氨酰转肽酶（γ-GT）	0~50 U/L	肝脏、胆道系统发生异常，导致胆汁分泌不畅，数值升高，常见于胆管阻塞性疾病、病毒性肝炎、肝硬化、酒精肝、脂肪肝、胰腺炎、药物性肝炎等
血清胆碱酯酶（CHE）	4~10 kU/L	肝脏功能变异时数值下降，常见于肝癌、有机磷中毒及各种慢性肝病，如肝炎、肝脓肿、肝硬化等。 ↑增高见于脂肪肝、肥胖症、肾脏疾病
血清总蛋白（TP）	60~83 g/L	↑增高：见于各种原因导致的血液浓缩如脱水、休克、多发性骨髓瘤、肾上腺皮质功能减退等 ↓降低：见于重症结核、肝脏疾病、营养及吸收障碍、蛋白质丢失过多、血清水分增加
血清白蛋白（ALB）	37~53 g/L	白蛋白的临床诊断同血清总蛋白
白蛋白/球蛋白比值（A/G）	1.2：1~2.5：1	↑增高：常见于结核病、自身免疫病，如系统性红斑狼疮、风湿性关节炎等 ↓降低：多见于严重肝功能损伤及 M 蛋白血症
血清总胆红素（TBIL）	5.1~20.0 μmol/L	肝细胞、胆道出问题时，数值会升高，多见于造血系统功能紊乱、脾功能亢进、结石、肿瘤、炎症等引起的胆道梗阻、肝病变等

183．血液流变检查报告如何解读？

正常状态下，机体的凝血功能保持在一个动态平衡，既不至于出血，也不至于形成血栓。一旦平衡被打破，血液中凝血成分占了上风，血液黏稠度升高，就有可能出现"高凝状态"，导致"血栓形成"。如果本身就具有高血压、动脉粥样硬化等危险因素，那么血栓就很容易堵塞血管，导致脑卒中或心肌梗死等疾病。

为了尽早预知这种风险，老年人、"三高"的危险人群，往往在体检中需要进行血液流变学检查。

血液流变检查报告（一）

检查项目	异常	异常意义	可能原因
全血黏度	升高	血黏度升高，流动性减低	真性红细胞增多症、脑血管疾病、冠心病、高血压病、糖尿病、慢性支气管炎、脉管炎、白血病
血浆黏度	升高		
血细胞比容	升高	血黏度升高，血细胞与血浆的比例升高	真性红细胞增多症、脑血管疾病
红细胞沉降率	升高	血细胞聚集性升高	脑血管疾病、冠心病、动脉硬化、红斑狼疮
红细胞方程 K 值	升高		
纤维蛋白原	升高	血液凝固性升高	脑血管疾病、冠心病、心肌梗死、外伤

血液流变检查报告（二）

检查项目	检查目的	参考范围	异常意义
凝血酶原时间（PT）	评估血凝状态，进一步预测血栓危险	11~13 秒	时间缩短及纤维蛋白原升高代表血液呈高凝状态
活化部分凝血活酶时间（APTT）		25~40 秒	
凝血酶时间（TT）		12~16 秒	
纤维蛋白分解产物	了解血栓形成和血栓溶解情况	0~8 mg/L	升高说明血栓症状形成
D- 二聚体		< 500 ng/L	升高说明新鲜血栓已经形成

血液黏度高，一般会有一些非特异性症状，应留心观察，如中老年人出

现晨起头昏、吃早饭后缓解；饭后犯困、午睡后缓解；轻微活动后气促、胸闷等表现，应想到血黏度高，要及时去医院检查。

血黏度高的患者，应多喝水，多吃新鲜蔬菜、水果帮助稀释血液，保持血流通畅，可适当多吃些洋葱、大蒜、柠檬、香菇等有利于"净化"血液的食物。

184. 电解质检查报告解读及异常的意义有哪些？

人体的体液主要由细胞内液和细胞外液两大部分组成，细胞外液又可分为血浆、组织间液和淋巴液。细胞内液、血浆、组织间液含有各自的阳离子和阴离子。这些离子维持着人体内体液的平衡，是维持人体生理活性不可缺少的重要组成部分。

血电解质指标

检查项目	检查目的	正常值范围	异常意义
钾（K）	血清钾升高只能反映细胞外液钾的浓度升高，并不意味着体内钾总量升高，临床上有的高血钾患者体内钾的总量正常或偏低，应注意临床观察	3.50~5.30 mmol/L	↑增高：① 摄入过多，如补钾时过多过快；② 排泄困难，如肾衰、肾上腺皮质功能减退、长期大量使用潴留钾的利尿剂、长期低钠饮食；③ 细胞内钾大量释放，如溶血、大面积烧伤和组织挤压损伤。尿毒症、休克、重度溶血等均可使细胞内钾转移至细胞外导致血钾升高 ↓降低：① 摄入不足，如营养不良、胃肠功能紊乱、食物中钾含量不足；② 丢失过多，如长期频繁的呕吐、肾小管重吸收障碍、长期使用利尿剂和肾上腺皮质功能亢进等；③ 胰岛素和葡萄糖同时使用造成血清钾进入细胞内
钠（Na）	临床上发生的电解质异常一般包括钠失调。血清钠总的说较恒定，它的变化不如钾明显，体内总钠量与血清钠浓度的变化不成比例关系	135~150 mmol/L	↑增高：① 摄入水分不足造成血液浓缩；② 肾性失水，如渗透性利尿、肾小管尿液浓缩功能障碍；③ 体表失水，如大量出汗；④ 肾小管钠重吸收增加，如长期使用促肾上腺皮质激素和糖皮质激素 ↓降低：① 摄入不足：如营养不良、食物中钠含量不足。② 丢失过多：消化道失钠，如长期频繁的呕吐、腹泻或因手术导致消化液的丢失；肾性失钠，如肾小管重吸收障碍、利尿剂使用和肾上腺皮质功能减退等；体表失钠，如烧伤、大量出汗后仅补水未补钠

（续表）

检查项目	检查目的	正常值范围	异常意义
氯（Cl）	测定血清氯化物水平	96~106 mmol/L	↑增高：主要见于尿路阻塞、急性肾炎、心衰、肾衰等引起尿排出减少者及输液时使用大量盐水等 ↓降低：① 摄入不足：如营养不良、食物中的盐含量不足；② 丢失过多：消化道失氯，如长期频繁的呕吐、腹泻或因手术导致消化液的丢失；肾性失氯，如利尿剂使用抑制肾小管对氯的重吸收，肾上腺皮质功能减退时肾小管对氯的重吸收不良；③ 摄入水分过多，如尿崩症；④ 呼吸性酸中毒
钙（Ca）	测定血清钙水平	2.25~2.75 mmol/L	↑增高：① 摄入过多：见于静脉用钙过量，大量引用牛奶等；② 甲状旁腺功能亢进；③ 服用维生素D过多使钙吸收增加；④ 骨病及某些肿瘤 ↓降低：① 佝偻病、孕妇和哺乳期妇女因需钙量增加导致低钙；② 长期腹泻；③ 甲状旁腺功能低下；④ 肾脏病、阻塞性黄疸等
磷（P）	血清钙和磷的关系很密切，血清钙增高则血磷降低，反之亦然	0.97~1.61 mmol/L	↑增高：① 甲状旁腺功能减退；② 肾衰酸中毒；③ 维生素D过多症；④ 继发性骨癌、多发性骨髓瘤和骨折愈合期；⑤ 应用雄激素 ↓降低：① 佝偻病；② 注射葡萄糖和胰岛素、碱中毒、妊娠、急性心肌梗死和甲状腺功能减退使磷转移入细胞内；③ 血液透析、肾小管酸中毒、使用利尿剂等使磷过度丧失；④ 长期腹泻、甲状旁腺功能亢进、糖尿病酮症酸中毒、酒精中毒等
铁（Fe）	测定血清铁水平	男性： 8.95~28.64 μmol/L 女性： 7.16~26.85 μmol/L	↑增高：① 肝细胞损害；② 溶血性黄疸和肝细胞性黄疸；③ 血液病，包括非缺铁性贫血、再生障碍性贫血及白血病 ↓降低：缺铁性贫血、尿毒症、痔疮、铁吸收障碍、恶性肿瘤等
镁（Mg）	测定血清镁水平	0.6~1.2 mmol/L	↑增高：见于甲减、甲状旁腺功能减退症、肾衰竭、多发性骨髓瘤、严重脱水症、关节炎、镁制剂治疗过量、糖尿病昏迷 .0. 等 ↓降低：见于呕吐、腹泻、慢性肾衰竭、甲亢、甲状旁腺功能亢进、长期使用糖皮质激素者、高血钙、糖尿病酮中毒、低白蛋白血症等

（续表）

检查项目	检查目的	正常值范围	异常意义
锌（Zn）	测定血清锌水平	11.6~25.5 μmol/L	↑增高：见于工业污染引起的锌中毒、甲亢、风湿性心脏病、子宫肌瘤、局灶性脑病 ↓降低：见于营养不良、酒精肝、肺癌、心肌梗死、白血病、慢性感染、贫血、肠胃吸收障碍等
铜（Cu）	测定血清铜水平	男性：11.0~22.0 μmol/L 女性：12.5~24.0 μmol/L	↑增高：见于甲亢、白血病、各种淋巴瘤、胆汁性肝硬化、伤寒、肺结核、贫血等 ↓降低：见于中性粒细胞减少症、腹泻、肾病综合征、低蛋白血症等
碘（I）	测定血清碘水平	4.5~9.0 μmol/L	↑增高：见于摄入高碘食物、高碘性甲状腺肿、高碘性甲亢等 ↓降低：见于长期碘摄入不足，比如地方性克汀病
铅（Pb）	测定血清铅水平	1.93~4.83 μmol/L	↑增高多见于铅中毒

185．如何区别乙肝"两对半"、"小三阳"、"大三阳"及病毒的血清免疫标志物检查报告如何解读？

通常所说的乙肝"大三阳"，是在乙肝"两对半"检查中，表面抗原（HBsAg）、e 抗原（HBeAg）、核心抗体（HBcAb）为阳性，其他为阴性。如果检查中发现为乙肝"大三阳"，提示处于急性或慢性乙型肝炎的活动期，乙肝病毒活动性携带并且加速在体内复制，这表示传染性很强，应积极治疗，并与健康人隔离，防止传播流行。"大三阳"是反映体内乙肝病毒数量和活动程度的一个指标，仅仅反映人体携带病毒的状况，并不能反映肝功能正常与否，故不能用于判断病情的轻重。

所谓"小三阳"是指慢性乙型肝炎患者或乙肝病毒携带者体内乙肝病毒的免疫学指标，即乙肝表面抗原（HBsAg）、乙肝 e 抗体（HBeAb）、乙肝核心抗体（抗 –HBc）三项阳性，其中与"大三阳"的区别在于"大三阳"是 e 抗原阳性、e 抗体阴性，而"小三阳"是 e 抗原阴性、e 抗体阳性。"小三阳"是否需要治疗应该检查氨基转移酶、乙肝 DNA，判断乙肝病毒复制的数量，如果单纯的"小三阳"，可以动态监测，不需要治疗，但是如果伴有氨基转移酶异常、乙肝 DNA 指标异常，就应该及时治疗。

乙型肝炎病毒检查报告

	检查项目	正常值	异常值	异常意义	
乙肝"两对半"	HBsAg	阴性	阳性	乙肝病毒的外壳，本身不具有传染性；但因其常与乙肝病毒同时存在，常被用来作为传染性标志之一。① 阳性见于急性乙肝的潜伏期，发病时达高峰；② 乙肝病毒携带者此也呈阳性	
	抗 HBs	阴性	阳性	① 一般在发病后 3~6 个月才出现，可持续多年；② 注射过乙肝疫苗或抗 -HBs 免疫球蛋白者，其可呈阳性反应	
	HBeAg	阴性	阳性	① 阳性表明乙型肝炎处于活动期，并有较强的传染性；② 持续阳性，表明肝细胞损害较重，且可转为慢性乙型肝炎或肝硬化	
	抗 HBe	阴性	阳性	① 乙肝急性期即出现此阳性者，易进展为慢性乙型肝炎；② 慢性活动性肝炎出现此阳性者可转移为肝硬化；③ 此阳性表示大部分乙肝病毒被清除，复制减少，传染性减低，但并非无传染性	
	抗 HBc	阴性	阳性	抗 -HBc 检出率比 HBsAg 更敏感，可作为 HBsAg 阴性的乙肝病毒感染的敏感指标。其阳性可维持数十年甚至终身	
乙肝"大三阳"	HbsAg（表面抗原）	阴性	阳性	一般提示体内有乙肝病毒存在，现在正被感染	有肯定的乙肝病毒现症感染，病毒正在活跃复制，病毒数量较多，传染性相对较强。应当指出的是，"大三阳"只能说明体内病毒的情况，而不能说明肝功能的情况，不能说明肝损害的严重程度。肝损害的严重程度只能通过化验肝功能、B 超等检查来确定
	HBeAg（e- 抗原）	阴性	阳性	是乙肝病毒的复制标志，提示乙肝病毒正在体内活跃复制，病毒含量较多，传染性相对较强	
	抗 -HBc（核心抗体）	阴性	阳性	意义不大，提示曾被乙肝病毒感染过，现在体内可能有病毒	
乙肝"小三阳"	HbsAg（表面抗原）	阴性	阳性	当血清 HBeAg 转阴后，可出现抗 -HBe，两者同时阳性较少见。抗 -HBe 阳性说明病毒复制减少，传染性弱，但并非没有传染性。抗 -HBe 不是保护性抗体，这一点与抗 -HBs 不同。因此"小三阳"：表示处于急性或慢性感染后期或无症状携带者，此时传染性相对降低	
	抗 -HBe（e 抗体）	阴性	阳性		
	抗 -HBc（核心抗体）	阴性	阳性		

186．微量元素分析的临床意义是什么？

（1）血清铜测定

铜在体内含量虽少，但极重要，它关系到铁的代谢和铁的吸收；铜亦是很多酶的重要组成成分，如单胺氧化酶、超过氧化物歧化酶等；铜对中枢神经系统也有重要作用。体内铜分布于肝、脾、肺、肌肉、骨骼等组织。肝脏是含铜量最高的器官。自小肠上部吸收的铜主要与蛋白质结合运至肝脏，一部分组成血浆铜蓝蛋白移入血液。血清铜约有95%与血浆铜蓝蛋白相结合，血清铜与血浆铜蓝蛋白常同增同减。

（2）血清锌测定

血清锌含量近年来为人们所重视。血液循环中的锌80%存在于红细胞内，约12%在血浆中与白蛋白结合，其余与 α_2 球蛋白紧密结合。白细胞内亦含有锌，以单个细胞计比单个红细胞量多。体内锌含量虽少，但很重要，它涉及身体的免疫功能、儿童的智力发育和生长等各方面。正常体内锌仅 2.0~2.5 g，但它是身体内许多酶的重要成分。例如，过氧化物、歧化酶、酒精脱氢酶、碳酸酐酶，以及合成去氧核糖核酸和核糖核酸的聚合酶、逆转录酶等。它的缺乏可影响组织细胞的增殖、再生，使创口不易愈合，生长发育不良、智力低下、消化不良、食欲不佳。锌的缺乏可使免疫功能低下等。

（3）血浆硒测定

硒是机体内一种重要的微量元素；虽然目前对硒的生理功能了解尚少，但至少知道它是两种酶活性很重要的成分。这两种酶是谷胱甘肽过氧化物酶和 A 型碘原氨酸脱碘酶。谷胱甘肽过氧化物酶可以在有还原型谷胱甘肽存在下将体内产生的过氧化氢分解成水和氧化型谷胱甘肽，这是保护机体免受氧化损伤的重要原因。A 型碘原氨酸脱碘酶与甲状腺素代谢有关。硒可加强维生素 E 的抗氧化作用。缺硒可致心血管病，亦可使肝、脑、肌肉等功能异常。硒还与免疫功能有关。癌症患者常表现血浆硒低下，因此癌症可能与缺硒有关。

微量元素分析报告

检查项目	检查目的	正常值范围	异常意义
血清铜	关系到铁的代谢和吸收，亦是很多酶的重要组成成分，对中枢神经系统也有重要作用。① 女性血清铜略高于男性；② 血清铜可能受季节及月经期的影响；妊娠可使血清铜增高；③ 血清铜可能随年龄增长有增高的趋势	成年男性：11~22 μmol/L，成年女性：12.6~24.4 μmol/L	↑增高：① 胆汁郁滞，不论肝内或肝外胆汁郁滞，都可有血清铜和血浆铜蓝白增高，因为肝内铜随胆汁排入肠道，当胆汁郁滞反流必有血清铜的升高。利用铁/铜的比值可鉴别黄疸，若血清铁/钙比值＞1多见于病毒性肝炎，若铁/钙比值＜1，应考虑为阻塞性黄疸；② 恶性肿瘤，如肝癌、淋巴肉芽肿块、恶性淋巴瘤等血清铜亦可增高；铜蓝蛋白亦可增高；③ 某些血液病，如再生障碍性贫血、缺铁性贫血、白血病等亦有血清铜含量增高；④ 其他，如风湿病、感染、心肌梗死、糖尿病、充血性心力衰竭等亦可有血清铜增加 ↓降低：① 肝豆状核变性，因大量铜沉着于脑及肝组织内，血清铜含量降低，铜蓝蛋白明显降低；② 营养不良、低蛋白血征、肾病综合征，可出现血清铜降低；③ 放射性辐射可促进铜的排泄，可能导致血游铜降低
血清锌	涉及身体的免疫功能、儿童的智力发育和生长等各方面，也是身体许多酶的重要成分	比色法7.65~22.95 μmol/L	↑增高：常见于儿童不适当补锌，工业污染中的急性锌中毒，亦可见于甲状腺功能亢进、高血压等 ↓降低：① 多见于酒精性肝硬化及慢性肝脏疾病；② 急性传染病、慢性感染、急性组织损伤如急性心肌梗死等；③ 肾病综合征、慢性肾功能不全；④ 胃肠道吸收障碍、胰腺疾病、糖尿病等亦可有血清锌低下；⑤ 老年人血清锌含量比青年人低，主要是由于每日自食物中获得锌量不够，例如老年人吃瘦肉、鱼较少等有关；⑥ 肺癌及恶性淋巴瘤等
血清硒	已知的两种酶的活性的重要成分		缺乏可致心血管病，如克山病，亦可使肝、脑、肌肉等功能异常。其还与免疫功能有关。癌症病人常表现血浆硒低下，因此癌症可能与缺硒有关

187．体检指标异常如何在饮食方面做调节？

异常指标很多情况下都是和饮食相关，如果能够改变不良饮食习惯，合理调整好饮食，就有机会逆转异常指标，否则将可能进一步转变为疾病。

（1）糖调节受损

糖调节受损最终可能转变为糖尿病。如果体检的指标显示：空腹血糖在5.6~7 mmol/L，被称为糖调节受损。这时，虽然没有糖尿病的各种症状，但是也应该遵照糖尿病的饮食原则进行控制。

建议：限制总热能，减少单糖的摄入；三餐定时定量；减少脂肪类的食品摄入以免能量过多，适当增加纤维素；烧菜方法尽量清蒸、水煮等；还应配合一定量运动。只有在糖调节受损阶段就认真进行营养治疗，才能避免或推迟糖尿病的发生。

（2）高尿酸血症

最终可能发展为痛风。如果体检中的血尿酸指标大于 420（μmol/L），而并未发生关节痛等症状，这就是处于高尿酸血症期。应遵守痛风的饮食调节，以减少痛风发生的可能。痛风会损害关节和肾脏等。

建议：避免荤汤、鱼虾子、动物内脏等一切嘌呤含量高的食物；多饮水，尽量让尿酸排泄；多吃水果、牛奶等碱性食物，以碱化尿液，避免结石产生。最好再将体重减至标准范围。

（3）肝脂肪浸润

最终可能转变为脂肪肝，出现肝功能不正常。一旦出现肥胖造成的肝脂肪浸润就应该调整饮食。

建议：限制热能的摄入、适量的蛋白质低脂饮食，注意饮食清淡，不应过饱，多吃新鲜果蔬以补充维生素。同时加强锻炼，积极减肥，只要体重下降，很多肝内脂肪浸润就可以明显好转或消失。

（4）临界高血压

最终可发展为高血压。如果收缩压在 141~159 mmHg，舒张压在91~94 mmHg，为临界高血压。临界高血压最终发展成高血压的可能性比正常人高出 7 倍，可见及时控制的必要性。

建议：首先注意总能量的控制，还有就是盐分的控制。每天不超过 6 g 食盐，限制酱油、味精、鸡精及各种腌制食品的摄入。适当补充高钾食物，如水果和坚果。坚果能量较高，也要适量。避免食用食品添加剂。补充充足的钙和维生素。

（5）高脂血症

最终发展为冠心病。一般体检报告中的血胆固醇（TC）、三酰甘油（TG）、低密度脂蛋白胆固醇（LDL-C）偏高。高脂血症的主要危害是导致动脉粥样硬化，进而导致众多的相关疾病。

建议：控制总热能摄入，控制饱和脂肪和胆固醇的摄入，戒烟酒，补充充足的维生素等，当然还要进行适当的运动锻炼。

第九篇　专项健康管理

188. 未病状态如何进行健康管理？

"未病"一词首见于《素问·四气调神大论篇》："是故圣人不治已病治未病，不治已乱治未乱，此之谓也。夫病已成而后药之，乱已成而后治之，譬犹渴而穿井，斗而铸锥，不亦晚乎？"先贤以形象的比喻阐明了"治未病"的重要性，表明好的医生最需要去做的是未雨绸缪，防患于未然，而不是当病已成、乱已成才去亡羊补牢。所以"治未病"一直被认为是中医的至高理念和境界。

"治未病"就是采取相应措施，维护、防止疾病的发生与发展。严格地说，"治未病"涵盖未病先防、既病防变、愈后防复三个层面。

（1）未病先防

未病先防是指在未病之前，采取各种措施，做好预防，以防止疾病的发生；疾病的发生，主要关系到邪正盛衰，正气不足是疾病发生的内在因素，邪气是发病的重要条件。即：① 养生以增强正气，在日常生活中应当做到：顺应自然、养生调神、护肾保精、体魄锻炼、调摄饮食和针灸、推拿、药物调养；② 防止病邪侵害，如《素问·上古天真论》所言："夫上古圣人之教下也，皆谓之虚邪贼风避之有时，恬淡虚无，真气从之，精神内守，病安从来。是以志闲而少欲，心安而不惧，形劳而不倦，气从以顺，各从其欲，皆得所愿。故美其食，任其服，乐其俗，高下不相慕，其民故曰朴。是以嗜欲不能劳其目，淫邪不能惑其心，愚智贤不肖，不惧于物，故合于道。所以能年皆度百岁而动作不衰者，以其德全不危也"。顺应四时，调整心态，是防止病邪侵害的关键。

（2）既病防变

既病防变是指在疾病发生的初级阶段，应力求做到早期诊断，早期治疗，以防止疾病的发展。① 早期诊治的时机在于要掌握好不同疾病的发生、发展变化过程及其转变的规律，病初即能作出正确的诊断，从而进行及时有效和彻底的治疗；② 疾病一般都有其一定的转变规律和途径，邪气侵犯人体后，根据其转变规律，早期诊治，阻截其病传途径，可以防止疾病的深化与恶化。

（3）愈后防复

所谓"愈后防复"，就是除邪务尽，防止疾病复发。愈后防复、未病先防和既病防变这三个原则是相辅相成，紧密联系的。它立足于扶助正气，强身健体，其核心在"防"，充分体现了"预防为主"的思想。强调人们应该注重保养身体、培养正气、提高机体的抗邪能力，达到生病前预防疾病的发生，生病之后防止进一步发展，以及疾病痊愈以后防止复发的目的。

具体就要将合理膳食、适量运动、戒烟限酒、调节心理等几个方面结合起来，达到管理健康的目的。

189．慢性病危险因素通过健康管理能否得到控制？

一个人从健康到疾病要经历一个发展过程。一般来说，是从低风险状态→高危状态→早期病变→出现临床症状，形成疾病。这个过程可以很长，往往需要几年甚至十几年，乃至几十年的时间。期间的变化多数不被轻易地察觉，各阶段之间也无截然的界限。健康管理主要是在形成疾病以前进行有针对性的预防干预，可成功地阻断、延缓，甚至逆转疾病的发生和发展过程，从而实现维护健康的目的。

而形成慢性病的危险因素主要有超重、肥胖、血压异常、血脂异常、血糖异常等。健康管理是对个体及群体的危险因素进行全面管理的过程，采取不同的科学方法确认和去除健康危险因素即对健康危险因素的检查检测、评价、干预、循环的不断运行，以达到维护和促进健康的目的。健康管理循环的不断运行使管理对象走上健康之路。

健康管理的价值就是针对相对健康的人群，患有小病的人群和患有大病的人群，确认和去除健康危险因素，调动管理对象的自觉性和主动性，达到最大的健康改善效果。这是现有医疗卫生体系没有提供的，是人们健康迫切需要的，代表的是先进的生物—心理—社会—环境医学模式。这是健康管理的实质。

190. 超重和肥胖如何进行健康管理?

肥胖是一种由多因素引起的慢性代谢性疾病。肥胖症患者的一般特点为人体脂肪的过量贮存，表现为脂肪细胞增多或细胞体积增大，即全身脂肪组织增多，体脂占体重的百分比异常增高，并在某些局部过多沉积脂肪。

超重和肥胖对人体健康的危害都是因为体内脂肪过多惹的祸。要评价是否肥胖，实际测量一下身体脂肪含量就可得知。

体重指数法测量公式：BMI ＝体重（kg）/ 身高^2（㎡）

BMI < 18.5，说明体重过轻，可以适当增加食物的摄入量；BMI 在 18.5~23.9，说明体重很标准，应该将体重维持在这个范围内；BMI 在 24~27.9，说明体重已经超出正常范围，应该积极采取行动来减轻体重；BMI ≥ 28，说明体重为肥胖，患慢性病的概率会显著升高，要积极开展减重行动。

通过测量腰围，能预测出患心血管疾病的危险性，衡量肥胖常用的指标是体重指数，但是腹部肥胖对心脏病的预测作用比体重指数更为标准，它是心脏病发作的一个独立危险因素。

用腰围判断中心型肥胖的标准：男性 ≥ 85 cm，女性 ≥ 80 cm。

超重和肥胖与许多慢性病有关，控制肥胖是减少慢性病发病率和病死率的一个关键因素。因此健康管理的目标就是要：① 坚持合理膳食，控制膳食总能量和减少饱和脂肪酸摄入量；② 增加体力活动和锻炼，每天安排进行的体力活动的量和时间应按减重目标计算；③ 戒烟限酒。④ 合理安排减重速度，尽可能减重到 BMI < 24 kg/ ㎡；⑤ 如有其他慢性病危险因素要进行干预，使

其得到一定的改善；⑥ 管理期结束后，管理 能够养成健康的生活习惯，合理调配膳食结构，坚持适量运动，维持体重不增加。

191．合理运动的有氧和无氧该如何选择？

做好健康管理的关键之一是合理运动，过量或不够都达不到锻炼的效果，那么怎样运动才算合理，这就要认识有氧运动和无氧运动的区别与有效搭配。

（1）有氧运动

有氧运动指在运动期间，人体是以有氧分解代谢为主，反映人体在氧气充分供应的情况下进行体育健身锻炼，由糖类、脂肪、氨基酸代谢产生热量供给机体需要。它的特点是强度低，有节奏，持续时间较长。有氧运动的主要目的是提高心率，锻炼心脏，这就是为什么有氧运动也叫做心血管运动的原因。有氧运动，也就是运动中需要大量的氧气供给，而身体消耗的能量主要是脂肪和碳水化合物。对于一些减肥的朋友们来说，都会选择有氧运动，而且有氧运动可以防止骨质疏松，调节精神和心理状态。

所做的运动是否属于有氧运动，可以通过年龄与心率来判断。常用公式：170－年龄＝最佳心率。如果心率达到每分钟 150 次时，这时的锻炼就开始为有氧与无氧的混合代谢了，如果心率达到了每分钟 160 次，甚至 180 次以上，这时的运动就已经属于无氧运动了。在有氧运动过程中，身体应该微微出汗而不是大汗淋漓。

常见的有氧运动有慢跑、快步走、骑车、上下楼梯、爬山、打羽毛球、跳绳和游泳、跳交谊舞、韵律操等。一般每周应坚持有氧运动 3~5 次为佳。

（2）无氧运动

无氧运动指的是在短时间内做的高速和剧烈的运动，直到力竭，氧气供应不足。或者人体内的氧气赶不上糖的分解，而依靠"无氧供能"。即体内的糖以无氧酵解的方式产生能量供给机体需要。无氧代谢的代谢物质只能是糖类，而非脂肪和蛋白质。因此，减肥瘦身的效果远不如有氧代谢。

另外，无氧代谢时，糖经无氧酵解分解为乳酸，可使肌肉产生疲劳和酸痛感， 这就是为什么当我们做较长时间的剧烈运动或较大强度的运动时，会产生肌肉酸痛的感觉。并且无氧运动会使心、肺的工作负荷突然增大，让人气喘吁吁、大汗淋漓，对于心肺功能不太强健的人，会导致不良后果。

因此，在不了解自己身体状况的时候，切不可盲目、长时间地做无氧运动。如果想通过无氧运动使自己锻炼得更结实、更有力量，建议大家应在确定自己身体状况良好的情况下，在了解了相关的健身知识或在专业教练的指导下进行无氧运动。

常见的无氧运动有器械练习、举重投掷、赛跑、跳远、拔河等。

清楚有氧运动与无氧运动之间的区别，选择适合自己的运动方式，才能达到进有效的减肥与健身的目的。

192. 高血压如何进行健康管理？

高血压是最常见的慢性病，是我国人群脑卒中和冠心病发病及死亡的主要危险因素。国内外的实践证明，高血压是可以预防和控制的疾病，降低高血压患者的血压水平，可明显减少脑卒中及心脏病事件，明显改善患者的生存质量，有效降低疾病负担。

高血压对人体危害非常大，不仅引起头痛、头晕、失眠、烦躁、心悸、胸闷等一系列症状，而且长期下去对心、脑、肾及其他器官的损伤也是非常严重的。许多高血压患者死于脑卒中、心力衰竭和肾衰竭。

高血压健康管理有如下内容：

（1）减少钠盐摄入

要了解膳食钠盐摄入量和来源，尽可能减少钠盐的摄入量，并增加食物中钾盐的摄入量。① 做到尽可能减少烹调用盐，建议使用可定量的盐勺；减少味精、酱油等含钠盐的调味品用量；② 少食或不食含钠盐量较高的各类加工食品，如咸菜、火腿、香肠及各类炒货；③ 增加蔬菜和水果的摄入量；④ 注意补充钾和钙，膳食中应增加含钾多、含钙高的食物，如新鲜绿叶菜、鲜奶、豆制品、土豆等；⑤ 肾功能良好者，使用含钾的烹调用盐。

（2）控制体重

减重的速度因人而异，对于非药物措施减重效果不理想的重度肥胖患者，应在医生指导下使用减肥药物控制体重。

（3）戒烟

如果效果不明显的患者可以寻求药物辅助戒烟，戒烟成功者也要避免复吸。

（4）限制饮酒

长期大量饮酒可导致血压升高，限制饮酒量则可明显降低高血压的发病风险。所有患者均应控制饮酒量，每日酒精摄入量男性不应超过 25 g，女性不应超过 15 g。

（5）合理运动

定期的体育锻炼则可产生重要的治疗作用，可降低血压、改善糖代谢等。因此每天应进行适当的体力活动，而每周则应有 3 次以上的有氧体育锻炼。

（6）心理干预

长期的精神压力和心情抑郁是引起高血压和其他慢性病的重要原因之一。因此，鼓励高血压患者参加体育锻炼、绘画等文化活动，参与社交活动，可向同伴们倾诉心中的困惑，得到同龄人的劝导和理解，保持乐观心态。

（7）坚持定期体检和测量血压

正常成年人，每年至少测量 1 次血压；35 岁以上的所有就诊患者，均应测量血压；易患高血压的高危人群，每 6 个月至少测量 1 次血压；高血压患者血压达标者，每周测量血压 1~2 天；血压未达标者，每天测量血压 1 次。

（8）正确服用高血压药物

不要乱用降压药，应遵医嘱；降压不能操之过急，血压降得太快或过低都会发生乏力，重的还可导致缺血性脑卒中和心肌梗死；服药期间定时测量血压，及时调整服药剂量，维持巩固；切莫间断服药。

193. 血脂异常如何进行健康管理？

血脂是血浆中的胆固醇、三酰甘油和类脂如磷脂等的总称。血脂异常是指胆固醇、三酰甘油、低密度脂蛋白胆固醇增高，高密度脂蛋白胆固醇降低。其中尤以低密度脂蛋白胆固醇最重要，所以这四项体检中必须全查。血脂异常在发病早期可能没有不舒服的症状。多数患者发生了冠心病、脑卒中后才发现血脂异常，可表现为头晕、头痛、胸闷、心痛、乏力等。

大量的流行病学调查结果表明，血脂异常是高血压、脑卒中、动脉粥样硬化和冠心病等多种慢性病的重要危险因素。高血脂是导致动脉粥样硬化的重要因素，过多的脂肪沉积于动脉内膜，形成粥样斑块，使管腔缩小，造成供血部位缺血性损害，最终发生各器官功能障碍如冠心病、缺血性脑卒中、肾性高血压、肾衰竭、眼底血管病变、视力下降、失明等。

血脂异常健康管理的目标是减少饱和脂肪酸和胆固醇的摄入；增加能够降低低密度脂蛋白胆固醇食物的摄入；降低体重；增加有规律的体力活动；如有其他慢性病危险因素要进行干预，使其得到一定的改善；维持血脂在适宜的水平。

（1）实现健康管理目标的措施

要做到健康管理的目标就要做到：① 平衡膳食、合理营养指导。高脂血症与饮食的关系最为密切，控制饮食对高脂血症的防治是十分重要的。减少饱和脂肪酸和胆固醇的摄入对降低低密度脂蛋白胆固醇的作用最直接，效果最明显，也最容易做到。饮食应限制动物油脂、动物脑内脏、蛋黄、黄油等，烹调不用动物油。不吃甜食和零食，多吃新鲜蔬菜、水果和豆类食品，每天要保证粗粮的摄入。宜低盐饮食，饥饱适度，多吃有降脂作用的如大豆、黄瓜、大蒜、洋葱、蘑菇、牛奶、茶叶、生姜、黑木耳等食物；② 运动指导。应用减轻体重干预和增加体力活动的措施可以加强降低低密度脂蛋白胆固醇的效果，还可以获得降低低密度脂蛋白胆固醇之外进一步降低缺血性心血管病危险的效益。因此，适量运动和控制体重是预防血脂过高的重要措施之一；③ 积极戒烟限酒，以便进一步控制心血管病综合危险因素；④ 心理干预。预防和缓解精神压力以及纠正和治疗病态心理，必要时寻求专业心理辅导或治疗；⑤ 提倡适量饮茶。茶叶中含有的茶碱有增强血管韧性、弹性和渗透性的作用，可预防血管硬化，促进血液循环，减轻疲劳和具有利尿作用。适量饮茶能消除油腻饮食而减肥。

（2）健康管理的进程

健康管理的进程是：① 前 3 个月优先考虑降低密度脂蛋白胆固醇，推荐使用高脂血症患者膳食评价表；② 首诊发现血脂异常时，应立即开始减少摄入饱和脂肪和胆固醇，开始轻、中度的体力活动；③ 遵循健康管理 6~8 周后，应检测血脂水平，若无明显改善则进一步强化膳食干预，其次选用能降低低密度脂蛋白胆固醇的植物甾醇，也可以通过选择全谷类食物、水果、蔬菜、豆类等食物来增加膳食纤维的摄入；④ 再进行管理 6~8 周后，应再次监测患者的血脂水平，如已达到，继续保持强化管理，否则，应考虑加用药物治疗；⑤ 经上述管理过程后，如果管理对象有代谢综合征，还应开始针对代谢综合征的健康管理，主要是减肥和增加体力活动。对于加用药物的患者，应该经常随访。

194．糖尿病高危人群如何进行健康管理？

糖尿病是一种代谢性疾病。它是由于胰岛 B 细胞分泌胰岛素的功能异常，导致胰岛素分泌绝对或相对不足以及靶细胞对胰岛素的敏感性降低，引起糖、蛋白质和脂肪代谢紊乱，进而出现血中葡萄糖水平升高及尿糖阳性。

糖尿病引起微血管、大血管并发症的危害已被熟知。研究表明，有效的生活方式干预可以减少糖尿病的发病率，强化生活方式也是迄今为止最安全和不需要支付医药费的方式。

对糖尿病高危人群的健康管理要做到：

（1）平衡膳食、合理营养

良好的饮食控制，是降低糖尿病风险的重要内容，基本原则是固定热量、均衡营养、控制血糖、改善血脂；主食一般以米面为主，粗杂粮，如燕麦、玉米面富含膳食纤维，膳食纤维具有降低血糖作用，对控制血糖有利；蛋白质来源以适量大豆制品为好，一方面其所含蛋白质量多、质好，另一方面不含胆固醇，具有降脂作用，故可代替部分动物性食品，如肉等；在控制热量期间，如感到饥饿，可多食含糖少的蔬菜，用水加一些佐料伴着吃，由于蔬菜中所含的膳食纤维量多、水分多、供热量低，具有饱腹作用；禁食白糖、红糖、葡萄糖及糖制甜食；用植物油代替动物油；选择血糖生成指数低的水果，可在两餐间食用；按照食物血糖生成指数合理饮食。

（2）合理运动

合理运动能加速血糖分解，降低胰岛素抵抗，提高胰岛素的敏感度，还可以提高机体的免疫功能和抵抗力。糖尿病高危人群适合的运动是有氧运动。坚持适量运动并进行运动情况监测。将体重控制在合理的范围内。

（3）心理干预

怀有好的心态对糖尿病的预防有积极作用。因为心理不平衡会进一步加强胰岛素抵抗，促使糖尿病的发生。

195. 脑卒中高危人群如何进行健康管理？

脑卒中俗称中风，是一种急性脑血管疾病。当供给人体脑部的血流发生障碍，脑卒中就会发生。脑卒中包括血管阻塞（缺血性脑卒中）和血管破裂出血（出血性脑卒中）两种类型，可造成部分脑细胞因无法获得维持正常活动的氧供和营养出现损伤或者死亡。

（1）脑卒中的早期常见症状

全脑受损害症状，头痛、恶心、呕吐，严重者有不同程度的神志不清，如昏迷不醒；局部脑损害症状，脑的某一部位出血或梗死后，出现的症状复杂多样，常见的有：偏瘫、偏身感觉障碍、偏盲、失语、眩晕伴恶心呕吐、复视、发声及吞咽困难、共济失调等。

（2）早期发现脑卒中高危人群至关重要

脑卒中高危人群有：① 有高血压病史，或正在服用降压药；② 有房颤和心瓣膜病；③ 吸烟；④ 有血脂异常；⑤ 有糖尿病；⑥ 很少进行体育运动及体力劳动；⑦ 明显超重或肥胖；⑧ 有脑卒中家族史等人群。上述 8 项危险因素中，具有 3 项或以上危险因素，或既往史者，可评定为脑卒中高危人群。如果属于高危人群，则必须进行体格检查、实验室检查和颈动脉超声检查；针对评估发现的危险因素进行健康管理。

（3）关于生活方式的健康管理

① 合理膳食。多吃新鲜蔬菜、水果，适量进食谷类、牛奶、豆类和肉类等，使能量的摄入和消耗达到平衡，限制红肉的摄入量，减少饱和脂肪和胆固醇

的摄入量，限制食盐摄入量，不喝或尽量少喝含糖饮料；② 合理运动。根据自身情况选择 1~2 项有氧运动，评估运动改善效果，每天运动时间不少于 30 分钟，每周不少于 3 次的有氧运动，切忌运动强度过大，时间过长；③ 戒烟戒酒。不吸烟者也应该避免被动吸烟，饮酒者应适度，一般男性每日摄入酒精不超过 25 g，女性减半，不酗酒；④ 控制体重。超重者和肥胖者通过采取合理饮食、增加体力活动等措施减轻体重，降低脑卒中发病危险；⑤ 心理调节。疏导不良情绪，积极调节自身心理状态，保持乐观情绪，避免过度疲劳与紧张；⑥ 定期体检：对 40 岁以上的管理对象建议每年进行 1 次体检，了解心脑血管有无异常，监测血压、血糖和血脂水平，发现异常应积极干预。

（4）危险因素的管理

① 血压管理。高血压患者要在医生指导下进行药物治疗，使血压达标；② 血糖管理。糖尿病患者改变不健康的生活方式，控制饮食，加强体育锻炼。2~3 个月后血糖控制仍不满意者，要在医生指导下进行治疗；③ 控制血脂。当通过合理调整饮食结构，改变不良生活习惯，加强体育锻炼后，仍不能使血脂降至理想水平时，就必须开始药物治疗。

如心律不规则，请医生诊断有没有心房颤动。如确诊房颤，在医生指导下治疗。体检进行颈动脉筛查和血浆同型半胱氨酸检测。对不同程度的狭窄患者可分别采取生活方式调整、药物治疗、颈动脉内膜剥脱术和颈动脉支架形成术予以干预。重视脑卒中早期症状，出现脑卒中早期症状，不论时间长短应及时就医。

196．冠心病高危人群如何进行健康管理？

冠状动脉粥样硬化性心脏病简称冠心病。是指由于冠状动脉粥样硬化使管腔狭窄或阻塞导致心肌缺血、缺氧而引起的心脏病，为动脉粥样硬化导致器官病变的最常见类型，也是危害中老年人健康的常见病。本病的发生与冠状动脉粥样硬化的狭窄程度和受累支数有密切关系，但少数年轻患者冠状动脉粥样硬化虽不严重，甚至没有发生粥样硬化，也可以发病。

心绞痛是冠状动脉供血不足，心肌急剧的暂时的缺血与缺氧引起的临床综合征。心肌梗死为冠心病的严重表现，胸痛症状持久而严重，休息或含服硝酸甘油无效。

（1）冠心病的危险因素

① 可干预危险因素包括行为因素、社会心理因素、生物因素等；不可干预危险因素包括遗传因素、年龄、家族史等；② 临床实用性主要因素是年龄、性别、血脂异常、高血压、吸烟、糖尿病及糖耐量异常；次要因素有肥胖、缺乏体力活动、遗传、社会心理因素等；③ 最新发现的因素还有血中同型半胱氨酸增高；胰岛素抵抗和空腹血糖增高；C 反应蛋白升高；血中纤维蛋白原及一些凝血因素增高；病毒、衣原体感染等。

冠心病预防重要的是从源头上控制其发病率，一级预防疾病因预防主要在于危险因素的控制。现在除了遗传因素、年龄、性别、家族史等不可改变外，其他行为因素和生物因素是可以干预、可以防治的。

现在随着动脉粥样硬化性疾病发病呈年轻化趋势，不少专家认为，本病的危险因素和控制应从儿童时期就开始进行早期干预，即儿童也不宜进食高胆固醇、高动物性脂肪的饮食，勿摄食过量，积极参加体育运动，防止发胖；还应注意减轻孩子的心理压力，减轻学习任务，培养开朗乐观的性格等。

我国著名心血管病专家胡大一教授曾经说过，冠心病有五道防线：首先是防发病，健康人要"防患于未然"；第二要防事件，冠心病患者要预防发生心肌梗死、脑卒中等严重事件；第三要防后果，发生心肌梗死或脑卒中要及时送医院抢救，防止往更坏的方向发展；第四是防复发，防止心肌梗死、脑卒中等复发；第五是防心力衰竭，因为反复发作心肌梗死，心脏扩大最终容易发生心力衰竭。守好这五道防线，会有更多的人拥有一颗充满活力的心。

（2）冠心病的健康管理

对冠心病健康管理方面的一级预防要做到：① 健康教育与咨询。健康合理的生活方式，规律的生活有助于心血管功能的稳定，良好而充足的休息睡眠，可改善心肌状况，减少心肌耗氧量；保持精神愉快，尽量不生气、不焦急、不忧郁，努力保持情绪稳定，常处于乐观之中，这样可以保持较强的机体免疫能力，心血管功能亦多协调和稳定；合理饮食，避免肥胖和超重；保证足够的休息时间，避免工作过度紧张，做到劳逸结合；适度的体育锻炼可以增强心脏功能，增强心肌的储备力，帮助冠状动脉建立侧支循环，从而达到预防冠心病的目的；② 对有慢性病危险因素患者进行有针对性干预。保持血压正常，若出现高血压，应积极采取措施，包括药物及非药物措施，使血压降至正常范围；降低血清胆固醇，达到预防冠心病的发病或不加重冠心病的目的；糖尿病患者应积极控制血糖，努力争取在正常标准值内。

对冠心病的二级预防方面要在积极配合治疗的基础上进行健康教育和指导：① 保持乐观愉快的情绪，要避免情绪波动，情绪波动会增加交感神经兴奋，儿茶酚胺增加，会引起血压升高，诱发心绞痛或心肌梗死，良好的情绪能促进早期恢复，以增强患者战胜疾病的信心；② 膳食总量勿过高，以维持正常体重为宜，应食用低胆固醇、低动物脂肪食物，少食多餐，严禁暴饮暴食以免诱发心绞痛或心肌梗死，提倡饮食清淡，多食富含维生素和植物蛋白、豆类及制品，吃植物油，要避免晚餐过饱，晚餐过饱过于油腻，可使血脂增加，胃肠道负担加重，从而增加心脏负荷；③ 适度合理、循序渐进地运动，可以增加身心健康，提高心肌和运动肌肉的效率，减少心肌耗氧量，促进冠状动脉侧支循环形成，运动量以不引起心脏不适或气短为指标；④ 生活起居要有规律：合理安排工作和生活，避免过度劳累和情绪激动，注意劳逸结合，保证充分睡眠；戒烟戒酒；避免晚餐后滴水不沾，人熟睡后体内水分丢失，血液中水分会减少，血液浓缩会引起血黏度增加，容易形成血栓；醒后起床时要慢起，避免体位改变对血压的影响；不急忙走路、骑车、搬重物等，因为这些动作易使心率加快、血压增高，导致心肌缺氧而发生心绞痛；⑤ 冠心病患者除特殊治疗外，均需药物治疗，正确服用药物是有效治疗的重要保证，坚持药物治疗，定期复查。

三级预防就是要预防或延缓冠心病慢性并发症的发生和发展，抢救严重并发症。如果不注意保健和做好三级预防，很容易并发心肌梗死和心力衰竭而危及生命。

因此，早期诊断、及时治疗和按时服药可预防冠心病并发症的发生，使患者能长期过上接近正常人的生活。

197．高尿酸及痛风如何进行健康管理？

痛风是人体嘌呤代谢异常所致的一组综合征，其主要病理基础为持续、显著的高尿酸血症，在多种因素影响下，过饱和状态的单水尿酸钠析出，沉积于关节内、关节周围、皮下及肾脏等部位，引发急、慢性炎症和组织损伤。高尿酸血症是痛风病变发展的一个阶段，是其最重要的生化基础。

痛风对不同的人来说，症状表现也大相径庭，痛风发病前后共有四个阶段，且每个阶段症状都不一样。

为什么痛风偏爱男性？女性体内雌激素能促进尿酸排泄，并有抑制关节炎发作的作用；而男性喜欢饮酒、赴宴，喜欢食用富含嘌呤、蛋白质的食物，使体内尿酸增加，排泄减少。

暴饮暴食、饮酒过量、劳累、感染、外伤、手术、创伤、关节周围受压等不适均为痛风急性发作的诱因。

早期发现痛风最简单有效的方法就是检测血尿酸浓度，健康者体检血尿酸可及时发现高尿酸血症，这对早期发现及早期防治痛风有十分重要的意义。

应体检普查血尿酸的人群有：① 60 岁以上的老年人，无论男、女及是否肥胖；② 肥胖的中年男性及绝经期后的女性；③ 高血压、冠心病、脑血管病患者；④ 糖尿病患者；⑤ 原因未明的关节炎，尤其是中年以上的患者，以单关节炎发作为特征；⑥ 肾结石，尤其是多发性肾结石及双侧肾结石患者；有痛风家族史的成员；⑦ 长期嗜肉类，并有饮酒习惯的中年以上人员等，均应主动去体检中心做有关痛风的实验室检查，以便及早发现高尿酸血症与痛风，不要等到已出现典型的临床症状后才去求医。以后应定期复查，至少应每年健康检查 1 次，这样可使痛风的早期发现率大大提高。

饮食做到：① 摄入适当的蛋白质，以植物蛋白质为主，动物蛋白质可选用牛奶、奶酪和鸡蛋，限量食用肉类和含嘌呤的肉汤；② 摄入适量的碳水化合物，减少蔗糖或甜菜糖的摄入，因为它们代谢后生成的果糖增加尿酸生成；③ 限制脂肪摄入量，每天应限制 40~50 g，因脂肪有阻碍肾脏排泄尿酸的作用，急性期应严格限制；④ 维持理想体重，如超重应限制能量摄入，增加体力活动消耗；⑤ 禁忌酒类，一次性大量饮酒同时伴有高嘌呤和高脂肪膳食可引发急性痛风发作；⑥ 食用含有钠、钾、钙、镁等元素的碱性食物对痛风症患者的代谢有益，蔬菜、水果为碱性食物，可以降低血液和尿液的酸度，使尿液碱性化，增加尿酸盐的溶解度；⑦ 每天至少保持2 000 ml 以上的饮水，以白开水最为适宜；⑧ 注意食物的烹调方法，不用油煎、油炸的烹饪方法，肉类煮后食用，不吃火锅中的豆腐或蔬菜，不喝火锅汤汁，不用刺激性调料以减少对自主神经的刺激；⑨ 低盐饮食；⑩ 不暴饮暴食，规律进食。适当运动，避免过度劳累，劳逸结合、避免精神紧张、过度劳累。

198. 精神疾病如何进行健康管理？

精神疾病是指在各种生物学、心理学及社会环境因素影响下大脑功能失调导致认知、情感、意志和行为等精神活动出现不同程度障碍为临床表现的疾病。精神疾病主要是一组表现在行为、心理活动上的紊乱为主的神经系统疾病。

（1）精神疾病的类型

精神疾病主要分为轻型精神疾病与重型精神疾病。轻型精神疾病主要有恐惧症、焦虑症、强迫症、躯体形式障碍、神经衰弱等。重型精神疾病有精神分裂症、分裂情感性精神病、偏执性精神障碍、情感障碍等。

（2）精神疾病的致病因素

精神疾病受到遗传、感染、化学物质、脑和内脏器官疾病、年龄、性别等生物因素，心理素质及社会文化因素等影响。

（3）精神疾病的健康管理

① 对心理和生理疾病的正确认识；对不良情绪和压力的自我调节；人际关系的维护和处理；不良生活方式的调节。

② 对儿童、青少年的心理发展、心理健康进行教育与干预，减缓心理其行为问题；对孕产妇进行心理保健、情绪调节及生活适应，提高孕产妇心理

健康水平；对更年期妇女进行心理健康咨询与疏导；帮助退休人群调整心态和适应生活，向老年人普及阿尔兹海默症（老年性痴呆）、抑郁等精神疾病知识，降低老年期精神疾病对老年人健康的影响；对工作紧张、精神压力大人群进行心理分析评估、心理疏导、缓解压力。

③通过音乐疗法等方法进行心理疏导，缓解心理压力。

④合理饮食、作息规律和适量运动，作息方面要养成良好的睡眠习惯，利用业余时间进行适当的体育运动。

199. 癌症早期预警及原位肿瘤和转移肿瘤的区别是什么？

任何一种病，在发病前总会表现出某些信号。如果了解这些信号，就可掌握疾病发生的规律、特征，就有可能早期发现，早期治疗，从而提高治愈率，这对于癌症来说也同样适用。特别是对于肿瘤高发区的人们来说，只要重视癌症的早期症状和体征，及时进行检查，或定期进行普查，大部分癌症可以做到早期发现。

（1）癌症早期预警

要随时关注身体发生的变化信号，发现自己有如下不适或相关症状应及时就诊：

①乳腺、皮肤、舌或身体其他部位有可触及、不消失的硬块。

②疣或黑痣发生明显的变化，如颜色加深、迅速增大、瘙痒、脱毛、渗液、溃烂、出血等。

③持续性消化不良。

④吞咽食物时有哽咽感、疼痛，胸骨后闷胀不适，食管内有异物感或上腹部疼痛。

⑤耳鸣、听力下降、鼻塞、鼻出血、抽吸（或咳出）鼻咽分泌物带血、头痛、颈部肿块。

⑥月经不正常的大出血、月经期以外或绝经后不规则的阴道出血和接触性出血。

⑦持续性声音嘶哑、干咳、痰中带血。

⑧ 原因不明的大便带血及黏液，或腹泻、便秘交替，原因不明的血尿。

⑨ 久治不愈的伤口溃疡。

⑩ 原因不明的较长时间体重减轻。

因此，一旦出现上述症状就应尽早去医院体检，查明原因。普通健康体检是对心、肝、肾、血糖、血脂、血压等进行检查，掌握人体的一般状况，可早期发现一些常见的疾病。但是，普通健康体检一般较难发现早期肿瘤，目前，有专门针对肿瘤的体检项目，其中的肿瘤标志物检查，可发现人们体内的早期恶性肿瘤的"蛛丝马迹"。

（2）原位肿瘤和转移肿瘤的区别

肿瘤是人体正常器官组织的细胞在外来和内在有害因素的长期作用下所产生的一种以细胞过度增殖为主要特点的新生物。这种新生物与受累器官的生理需要无关，不按正常器官的规律生长，丧失正常细胞的功能，破坏了原来的器官结构，有的可以转移到其他部位，危及生命。肿瘤可以分为良性肿瘤和恶性肿瘤两大类，良性肿瘤由于生长缓慢，对人体健康影响较小；恶性肿瘤生长迅速，可在短时期内破坏机体的组织器官及其功能而引起全身衰竭，对人体健康危害较大。

原位癌属病理学诊断，又称作"上皮内癌"，指的是上皮的恶性肿瘤局限在了皮肤或黏膜内，还没有通过皮肤或黏膜下面的基底膜侵犯到真皮组织，更没有发生浸润和远处转移的状态。因此，原位癌有时也被称为"浸润前癌"或"0期癌"，严格意义上而言，它根本算不上真正的癌症。原位癌是一种早期癌，因而早期发现和积极治疗，可防止其发展为浸润性癌，从而提高治愈率。

很多人会把原位癌理解为原本正常的细胞病变成为恶性肿瘤细胞从而形成的癌症，而且是在没有转移的阶段。可要是这么想，就大错特错了，这是"原发癌"或称"原发性恶性肿瘤"，原发癌是正常的癌变，与原位癌是完全不同的两个概念。原发癌是原来正常组织和器官的正常细胞，在各种内外致癌因素的长期作用下，逐渐转变为癌细胞，进而形成癌细胞团块。

转移癌是癌细胞从原发部位侵入血管、淋巴管或体腔，随血液或体液运行，并在远隔部位或器官形成与原发癌同样类型的癌症。癌症之所以可怕，是因为会发生转移，转移后很难完全控制，而原位癌恰恰没有转移这个特点。所以如果在原位癌阶段发现，是较轻微的病症，治疗方案也比较简单，通常是直接切除，不需要做化疗，是完全可以治愈的。

200. 防止"谈癌色变"，癌症的预防与健康管理如何做？

癌症的发生是一个长期过程，在这个漫长的过程中，人体会产生一些变化，可能表现为一些疾病。患这些疾病的人比没有患病的人得癌症的机会更高，这些疾病称为癌前疾病。如慢性萎缩性胃炎就是胃癌的癌前疾病，萎缩性胃炎患者比其他胃炎患者易患胃癌。癌前疾病是一个临床概念，是一类疾病，而癌前病变则是一个组织学概念，指的是人体的组织发生了一些病理学的变化，这些病理学变化也容易发生癌变。无论是癌前疾病或癌前病变，都不意味着将来一定能发展为癌，大部分将停止发展或消退，仅有少数发展为癌变。癌变是多阶段的发展过程，从正常细胞到癌之间有一个癌前病变阶段。从癌前病变发展成癌是一个缓慢的过程，需要5~20年。因此，要关注癌前疾病或癌前病变，一旦发现有这个前兆，必须提高警惕，加强治疗，防止向癌症转化。

恶性肿瘤病期越晚，治疗越困难，预后越差，故早期发现，早期诊断，早期治疗极为重要。肿瘤早期常无特殊症状，甚至毫无症状。因此，患者常常不会主动到医院就诊检查，而一旦症状明显又常常为期已晚，所以肿瘤的早期诊断必须建立在早期发现的基础上。

之所以癌症的可怕源于发现时已经到晚期，只要早发现、早诊断、早治疗，把疾病消灭在前期阶段，肿瘤还是有希望治愈的。肿瘤早期发现的途径包括肿瘤普查、健康体检、对癌前状态和癌前病变的随访以及对肿瘤早期症状的警惕等。健康查体是维护健康的重要手段，同时也是肿瘤早期发现重要途径之一。

（1）可预防的致病因素

人类绝大多数恶性肿瘤是由于环境致癌因素与体内相互作用而导致的，暴露于相同致癌因素中的人群，由于个体差异的存在，只有部分人会发生肿瘤。

研究发现，除去不可预测的危险因素，与个体有关、最易致癌的、能够预防的可致病因素主要包括：

① 肝癌发病可预防的主要致病因素是乙型肝炎病毒感染。引发胃癌的最基本因素是长期的胃病及幽门螺杆菌感染。

② 肺癌可致病因素较多，主要是：吸烟（吸烟10年以上，每天2包或更多）；被动吸烟（22年以上）；高饱和脂肪饮食的摄入量过多；饮食中长期缺少新鲜水果和蔬菜，以及长期低硒类和低豆类饮食的摄入人群。

③ 妇女乳腺癌的可致病因素有：长期接触杀虫剂中的 DDT；口服避孕药（40~44岁）；未生育过孩子或30岁后生第一个孩子。

④ 女性宫颈癌的可致病因素：人乳头瘤病毒（HPV-16 或 HPV-18）；长期低叶酸饮食的摄入和低维生素 C 饮食的摄入。

⑤ 结肠癌的可致病因素有：低维生素 E 饮食的摄入；经常食用牛羊肉；肥胖症。结、直肠癌的可致病因素有：低碳水化合物摄入；低活动度（每周低于4 200焦耳，约合1 000千卡）；低纤维素饮食的摄入。

⑥ 其他可预防性致癌的危险因素有：过度饮酒易引发口咽癌；长期使用黑色染发剂易引发淋巴瘤；高总热量摄入易引发前列腺癌；高度紧张的生活经历（持续2年以上）易引发各种癌症。

除了部分癌症与家族遗传因素相关外，约有84%的患者与生活方式有关，如饮食习惯、吸烟、新鲜水果和蔬菜摄入减少等。如果我们对以上可致癌的可预防性危险因素有更多的了解和加以防范的话，许多癌症是可以做到早期预防的。

世界卫生组织曾明确指出，1/3的癌症是可以预防的；1/3的癌症如能早期诊断是可以治愈的；1/3的癌症是可以减轻痛苦，延长寿命的。

（2）癌症的健康管理

① 做到一级预防：健康人群要养成良好的健康生活方式，预防癌症危险因素的产生；有高危因素的人群，改善不健康生活方式，及早控制危险因素，预防癌症发生。合理膳食：多吃富含膳食纤维的食物，并选用一些粗加工的主食，植物性食物占整个膳食的2/3以上；多吃新鲜蔬菜和水果，每日总量达到400~800 g，种类最好达到10种以上；每天红肉（猪肉、牛肉、羊肉）

的摄入量应少于 80 g，最好选择白肉代替红肉，烹调时间不能过长；应限制脂肪含量较多，特别是动物性脂肪较多的食物摄入；每日从各种食物来源摄入的盐总量应少于 6 g；避免食用易被真菌污染、室温长期储藏的食物；不要吃烧焦的食物，少吃烤制和熏制的食品。控制体重：平均体重指数在整个成年阶段保持在 21~23，整个成人期体重增加在 5 kg 之内，超重肥胖者应减重。合理运动：脑力劳动者应每天进行 0.5~1 小时的快步行走或类似的运动。戒烟限酒。了解健康知识：母乳喂养可以降低女性绝经期前患乳腺癌和卵巢癌的概率，同时还能预防儿童超重，降低患癌症风险；合理防晒，避免过度暴露于阳光；预防职业危害、环境污染、感染、致癌药物的影响；警惕癌症预警信号。

② 积极进行预防性检查，做到早发现、早诊断、早治疗，提高早期发现率和治愈率，降低死亡率。相当一部分癌症有警示症状或体征，应引起足够重视，这是癌症早期发现的重要途径之一。高危人群应做肿瘤标志物筛查：如年龄超过 60 岁，有多年吸烟史，生活不规律，工作压力大的人群，绝经期女性出现阴道不规则出血症状等。积极治疗癌前病变：如食管上皮重度增生，胃黏膜的不典型增生、化生和萎缩性胃炎，慢性肝炎和肝硬化，结肠息肉，支气管上皮的增生和化生等。有癌症遗传易感性和癌症家族史的人群是易感人群，应定期做健康体检。学会肿瘤自检：对于体表可触及可看到的部位，也可定期进行自检，例如妇女的自我乳腺检查。

③ 三级预防是在积极配合治疗的基础上，进行适宜的健康管理，促进肿瘤患者康复，改善、提高生活及生存质量。营养障碍是癌症患者最主要的问题，改善饮食营养的供给可以增强癌症患者的抵抗能力，有助于治疗和康复。应首选易消化吸收的蛋白质食物，如牛奶、鸡蛋、鱼类、豆制品等，可提高机体抗癌能力；适量进食糖类，补充热量；适量食用具有抗癌功效的食物，如黑木耳、大蒜、海藻、甲鱼、蘑菇及蜂王浆等食物；多吃新鲜蔬果及富含维生素的食物；注意饮食多样化，促进患者食欲，忌食油炸食物或其他难消化食品，禁饮酒；肿瘤术后引起咀嚼、吞咽、消化吸收困难及特殊营养素缺乏者，可根据情况给予不同饮食及补充所缺乏的营养元素，必要时给予医用食品，以增强患者抵抗力。康复体育锻炼必须由简到繁、由易到难、由轻微

运动逐渐加大运动量，根据承受能力逐步增加，使自身能适应日常生活需求，适当的体力活动能够增进食欲，对恢复体力及睡眠均有好处。患者家属要在患者面前保持镇静，努力给患者创造一个良好的养病环境及有力的精神支持；当患者出现痛苦、心情抑郁时，要体贴并给予心理安慰，在生活上给予细心照料。